의사를 반성한다

의사를 반성한다

| 어느 노인요양원 의사의 양심고백 |

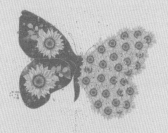

나카무라 진이치 지음 | 강신원 옮김

사이몬북스

의사를 반성한다
어느 노인요양원 의사의 양심고백

초판 1쇄 발행 2025년 1월 13일

지은이   나카무라 진이치
디자인   책만드는사람
인쇄   더블비
유통   협진출판물류
펴낸곳   사이몬북스
펴낸이   강신원
출판등록 2006년 5월 9일 제2006-000276호
주소   서울시 중랑구 면목로 456 한성빌딩 5층
전화   02-337-6389
팩스   02-6499-7262
이메일   simonbooks@naver.com
등록번호 ISBN 979-11-87330-33-2 13510

* 잘못된 책은 구입한 서점에서 바꾸어 드립니다.
* 값은 뒤표지에 있습니다.

추천사

— 조한경 원장, 〈환자혁명〉 저자

　제가 〈환자혁명〉을 펴낸 지 벌써 8년이 되었습니다. 저는 이 책에서 병원 시스템에 대한 통렬한 반성의 글을 적었습니다. 독자로부터 많은 호응도 받았지만, 의료계로부터 따가운 눈총도 받았음을 부인할 수 없습니다. 진실은 항상 무수한 저항에 부딪힌다는 사실을 저 또한 잘 알고 있습니다. 의사로서 대증요법 중심으로 돌아가는 현대의학의 문제점을 인식하고 기존 진료방식에 신물을 느낀 의사들은 생각보다 많습니다. 말이 소수의 의견이지 절대적인 숫자는 무시할 수 없을 정도입니다. 하지만, 문제의식을 느끼는 것과 이를 입 밖에 내는 것은 큰 차이입니다. 용기를 필요로 하기 때문입니다. 이 책의 저자는 그런 용기 있는 의사 중 한 사람입니다. 각종 기계에 몸을 연결한 채 죽음을 맞이하는 현대 병원 시스템에 대한 통렬한 질책을 아끼지 않습니다. 평화로운 죽음을 원한다면 병원을 멀리하라고 말씀하십니다. 이 책은 환자들뿐만 아니라 의사들도 반드시 읽어봐야 하는 책입니다.

서문

저는 노인요양원에서 의사로 일하고 있습니다. 그러나 누가 보더라도 이단아인 셈입니다. 저는 잘나가는 병원에서 원장과 이사장을 지냈습니다. 그 좋은 자리를 양보하고 스스로 지금의 노인요양원에 일개 평의사平醫師로 몸담기 시작한 것은 제 나이 60세 때의 일입니다. 스스로 사단장에서 별 두 개 계급장을 반납하고 최전방 소위로 자진해서 강등한 셈입니다. 벌써 15년이 다 되어갑니다. 저는 벌써 70이 훌쩍 넘었습니다. 그러나 아직 저와 함께 일하겠다는 의사는 나타나지 않고 있습니다. 노인요양원은 '병원이 아니고 복지시설'이라는 인식이 틀어박혀 있기 때문입니다. 주변의 후배들에게 '여기서 일해볼 생각이 없냐'고 묻기라도 하면 '거기까지 전락하고 싶지는 않다'는 표정을 지으며 거절합니다. 의사들 사이에서 '밑바닥'으로 통하는 곳이 노인요양원이라면, 저는 그야말로 병원 산업의 꼭대기와 밑바닥을 모두 경험한 셈입니다.

병원 산업의 밑바닥답게 노인요양원에 들어오는 환자들은 이미 병원에서 포기한 경우가 대부분입니다. 간혹 회복의 기미를 보이는 환자들도 있습니다. 그럴 때는 부리나케 큰 병원으로 되돌아가곤 합니다. '삶을 하루라도 더 연장하기 위해서'입니다. 하지만 그렇게 해서 입원한다 한들 죽음을 피하기는 어렵습니다. 오히려 온갖 연명치료 때문에 죽는 그 순간까지 고통스럽게 삶을 마감하는 경우가 대부분입니다. 병원은 자연스러운 죽음을 인정하지 않는 곳이기 때문입니다.

노인요양원에서 15년 가까이 근무해 오는 동안 저는 수백 건의 자연사自然死 과정을 옆에서 지켜보았습니다. 아마 일본 전지역에서 저보다 노인의 죽음을 가까이서 지켜본 의사는 거의 없을 것이라고 장담합니다. 마지막 순간까지 수액주사나 산소호흡기 등 그 어떤 의료적 간섭도 모두 거부하고 스스로 죽음을 완성해 가는 평온사平穩死(자연사의 다른 이름)의 모습은 보는 이로 하여금 숭고한 느낌마저 들게 합니다. 만일 이곳이 일반병원이나 노인병원이었다면 그런 귀중한 체험은 불가능했을 것입니다. 죽어가는 사람을 절대로 그냥 내버려둘 수 없는 것이 병원의 존재 이유이기 때문입니다.

또한 집에서 숨을 거두는 재택사在宅死 역시 의료의 연장(각종 약물과 호스를 사용하는)인 탓에 평온사는 불가능합니다.

의사들은 무슨 수를 써서라도 죽음을 저지하거나 늦추어야 한다는 신념을 가지고 있습니다. 그러나 그런 의사의 사명과 신념이 오히려 편안한 죽음을 방해합니다. 당신은 갸우뚱하겠지만, 대부분의 의사는 자연스럽게 죽어가는 과정을 본 적이 없고 볼 수도 없습니다. 사망한 사람만 볼 뿐입니다. 의사들은 끝까지 의사의 도움이 필요하다고 여겨 자연사를 받아들이지 않습니다. 저는 의대를 졸업하고 수십 년 동안 병원에서 수많은 환자를 경험했기 때문에 자신있게 말할 수 있습니다.

그러나 병원 산업이 발달하기 전(1950년 이전)에 죽음이라는 절차는 원래 조용하고 평온한 것이었습니다. 생을 마무리하는 당사자에게 본인의 삶이 비로소 완성되는 시간이었습니다. 떠나보내는 사람들에게도 사랑했던 사람과 이별하는 소중한 시간이었습니다. 그 의미 있는 순간을 병원이 낚아채면서 더할 수 없이 비참한 것으로 바꾸고 말았습니다. 사람들은 죽음이란 원래 고통스럽고 비참한 것이라고 말합니다. 그러나 좀 더 정확히 말하면, '병원이 개입된 죽음은 고통스럽고 비참한 것'이라고 해야 맞습니다.

심지어 암에 걸린 사람마저도 아무런 조치를 하지 않고 그냥 내버려두면 고통 없이 평온하게 죽어갑니다. 저는 오래전부터 '죽기에는 암이 최고다'라고 말해왔습니다. 암으로 인한 고령층의 자연사를 100건 이상 경험한 지금은 그 신념이 확신으로 바뀌었습니다. 저는 지금도 평균수명을 다한 노인들에게 '암으로 인한 사망'이 최고라고 권합니다. 단, 여기에는 암 검진이나 정밀검사 따위를 받지 말아야 한다는 조건이 붙습니다. 특별한 징후가 없다가 80~90세에 이르러서야 암이 발견되는 경우는, 편안한 죽음을 위한 '때를 놓친 행운'이라 할 수 있습니다. 평균수명 100세를 향한 고령화 사회답게 오늘날 병원의 최대 고객은 노인입니다. 노인들이 이렇게 병원을 자주 찾는 데에는 '건강하게 늙어야 한다'는 의사들의 위협도 한몫하고 있습니다. 젊음과 건강에 대한 노인들의 중압감은 상상을 초월합니다. 온갖 건강식품이나 건강용품이 불티나게 팔리는 것만 봐도 알 수 있습니다.

그러나 '노인은 어딘가 안 좋은 게 정상'이라고 저는 자신 있게 말합니다. 그것은 노화에서 오는 자연스러운 현상입니다. 의사를 찾거나 약을 먹어도 더 좋아질 리가 없습니다. 옛날 노인들은 '몸이 작년 다르고 올해 다르다'는 사실을 순순히 받아들였습니다. 그래서 오히려 건강을 유지할 수 있었습니다. 그러나 지금은 사정이 달라졌습니다. 매스컴과 제약업계와 병원에서 끝없이 만들어내는 '건강에 대한 환상'으로 모든 노인이 나이 탓을 인정하지 않고, 노화를 '질병'으로 인식하게 되었습니다.

노화가 질병이라니, 이 얼마나 희소식입니까? 왜냐하면 노화는 죽음으로 가는 일방통행이지만, 질병이라면 회복을 기대할 수 있기 때문입니다. 그 결과 사람들은 노화마저도 의료 기술로 극복할 수 있다는 거대한 착각을 품게 되었습니다. 그러나 유감스럽게도 그런 착각과 환상이야말로 노인의 삶을 비참하게 만드는 주범이라고 저는 강조합니다. 모든 동물은 죽습니다. 인간도 동물인 이상 늙고 병들고 죽는 과정을 결코 피해 갈 수 없습니다. 최첨단 의료 역시 생로병사 안에서만 허용된 잔재주일 뿐입니다.

노년기를 편안하게 보내려면 약물과 병원에 의존하지 않고 노화에 순응하며 질병과 동행해야 합니다. 나아가 노인만이 할 수 있는 가장 중요한 마지막 역할은 가능한 한 자연스럽게 '죽는 방식'을 보여주는 일입니다. 죽는 방식이란 사는 방식과 다르지 않습니다. 오늘은 어제의 연속입니다. 오늘 행복한 사람이 내일도 행복한 법입니다. 다시 말해 지금 이 순간 내가 살아가는 방식이 더 중요합니다. 오늘의 내가 사는 방식, 이웃이나 가족과 관계를 맺는 방식, 이 모든 것이 결국 죽음이라는 마지막 장면에 그대로 반영됩니다. 당연히, 몸이 조금만 안 좋아도 당장 의사나 약물이나 병원을 찾으며 법석을 떠는 사람에게 자연사란 허황된 소망에 불과합니다.

저는 유명하지도 않고 돈도 많지 않아서 잃을 것도 거의 없습니다. 장자莊子에 인생여 백구과극人生如白駒過隙이라는 말이 있습니다.

'인생은 백마가 달려가는 것을 문틈으로 내다보는 것처럼 빨리 지나간다'는 말입니다. 돌이켜 보면 행복한 인생이었습니다. 그러나 살아갈 날도 얼마 남아 있지 않았기 때문에 두려울 게 전혀 없습니다. 따라서 앞길이 창창한 젊은 의사나 의료계의 고위직 인사라면 쉽게 할 수 없는 주장들을 이 책에 서슴없이 펼쳐놓았습니다. 이것이 평생을 환자들 곁에서 살았던 한 늙은 의사의 도리라 생각됩니다. 또한 스스로 자연사를 택하여 존엄하게 생을 마무리한 수많은 노인에 대한 최소한의 예의라고 생각합니다. 단순히 '하루 더 사는 삶'이라는 차원을 넘어 더 의미 있는 삶을 위해서라면 이제부터라도 죽음에 대한 인식을 바꿔야 할 것입니다. 죽음이 두려우면 삶도 두려워지기 때문입니다.

— 나카무라 진이치中村仁一 —

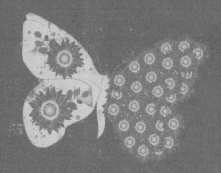

1장

당신은 병원을
믿습니까?

이번엔 혈압약에 대해 말씀드리겠습니다. 도카이 대학의 오구시 요이치大櫛陽一 교수가 무려 남녀 4만 명을 대상으로 연구해서 결과를 발표했습니다. 고혈압약을 먹는 사람은 먹지 않는 사람과 비교했을 때, 뇌경색 발병률이 두 배라고 발표해서 세상을 깜짝 놀라게 했습니다. 약을 써서 무리하게 혈압을 낮추면 뇌로 피가 제대로 공급되지 않기 때문입니다. 이것이 노인들은 혈압약을 복용하면 안 되는 이유입니다.

당신에게 솔직한
대답을 부탁합니다.

최근 어느 대학병원 집중치료실(중환자실)에서 환자가 사망하자 가족들이 병원에 강하게 항의하는 일이 있었습니다. "일본에서 최고로 꼽히는 대학병원이라기에 철석같이 믿었는데, 게다가 다른 곳도 아니고 집중치료실에서 죽다니 이게 말이나 됩니까?" 정말 난감한 일이 아닐 수 없습니다. 일류 대학병원 집중치료실에서는 절대로 사람이 죽지 말아야 한다는 말일까요? 이처럼 오늘날 의사와 병원에 대한 사람들의 기대는 어마어마해서 맹신에 가깝습니다.

다음은 제가 16년 넘게 주관하고 있는 '자기 죽음을 생각하는 모임'(이하 모임)의 참가자들을 대상으로 진행한 설문 내용입니다. 15개 문항 가운데 몇 개에 해당하는지 당신도 체크해 보시기 바랍

니다. (단 자신에게 정말 솔직해야 합니다)

의사와 병원에 관한 신뢰도 테스트

1. 몸이 조금만 아파도 곧바로 병원에 간다.

2. 약을 먹으면 병이 낫는다는 사실을 믿는다.

3. 병명이 나오지 않으면 불안해진다.

4. 진료를 받으면 반드시 약을 먹어야 한다고 생각한다.

5. 의사는 병에 관해서 모든 것을 안다고 생각한다.

6. 주사를 맞으면 병이 좀 더 빨리 낫는다.

7. 검사를 자주 하는 의사가 훌륭한 의사다.

8. 의사에게 이것저것 질문하는 것은 실례라고 생각한다.

9. 의사는 내게 가장 좋은 치료법을 알려줄 것이다.

10. 큰 병원일수록 훌륭한 의사가 많다.

11. 입원한다면 대형 병원일수록 안심된다.

12. 외과 의사는 수술을 잘한다.

13. 매스컴에 등장하는 의사일수록 명의다.

14. 박사학위를 가진 의사일수록 훌륭한 의사다.

15. 재활치료는 반복할수록 효과가 있다.

기인이나 괴짜가 많은 우리 모임에서는 해당 사항이 하나도 없는 참가자가 상당수에 달했습니다. 이상한 결과일까요, 아니면 당연한 결과일까요? 당신은 몇 개나 해당하는지요? 자, 그러면 각 항목을 하나하나 점검해 보기로 합시다.

1. 몸이 조금만 아파도 곧바로 병원에 간다.

국민건강보험 덕분에 저렴한 진찰을 받을 수 있는 데다 '늦으면 때를 놓친다'는 의료계의 위협도 한몫해서인지, 요즘은 머리가 조금만 아파도 당장 CT 검사부터 받겠다는 사람이 부쩍 늘고 있습니다.

질병의 원인을 찾으면 그 원인을 완전히 제거할 수 있다는 헛된 믿음이 시중에 파다합니다. 그래서 일단 진찰이라도 받아 보자고 생각합니다만 사실 그런 질병은 세상에 거의 없습니다. 질병을 치료하는 진정한 힘은 환자 본인의 자연치유력에서 나옵니다. 약물은 단지 원조물자일 뿐이며 의사는 원조물자를 날라주는 봉사자에 불과합니다. 감기처럼 바이러스가 원인일 경우에는 안정을 취하고 보온에 힘쓰면 그만입니다. 열이 나는 것은 스스로 치유하기 위한 우리 몸의 자정작용이기 때문입니다. 의사를 찾아간다고 더 빨리 낫는 것이 절대 아닙니다.

제약회사의 지원을 받지 않기 때문에 환자 편에서 연구하기로 유명한, 미국의 권위 있는 학술 전문지 〈뉴잉글랜드 저널 오브 메디신〉NEJM의 편집장 인겔하임Ingelheim은 수십 년 전에 이렇게 말한 바 있습니다.

"질병의 90%는 의사에게 보일 필요가 없다. 의사의 진찰이 필요한 경우는 10% 남짓이며, 의사에게 보이는 바람에 오히려 더 나빠진 경우가 대부분이다."

전 세계의 모든 의사가 들고 일어날 법한 발언 아닌가요? 그런데도 아무런 반론이 없는 것을 보면 잘못된 말은 아닌 모양입니다. 아무리 병원 문턱이 낮아졌다고 하지만 요즘엔 사람들이 너무 쉽게 병원을 찾는 것이 안타깝습니다. 상식적으로 생각하는 사고의 전환이 필요합니다. 사실 병원이란 어떤 곳입니까?

병원은 환자를 치료하는 곳이기도 하지만, 역설적으로 온갖 질병을 가진 사람들이 모이는 곳이기도 합니다. 감기를 치료한다고 감기 환자가 득실거리는 병원을 찾는 것은 참으로 안타까운 일입니다. 바이러스가 무섭다고 전철에서 마스크를 쓰는 사람이, 그 바이러스를 가진 사람이 가득한 병원을 자진해서 찾는 것은 참으로 아이러니가 아닐 수 없습니다.

병원은 또한 두려움을 주는 장소입니다. 고통스러워하는 다른 환자들을 보면 의사인 저도 겁이 납니다. 두려움이 커지면 마음이 약해지게 마련입니다. 가벼운 질병으로 병원을 찾았다가 오히려 무거운 질병을 혹으로 안고 돌아올 가능성이 있는 곳, 즉 '목숨을 걸고' 찾아가야 하는 곳이 병원이라는 인식의 전환이 필요합니다.

2. 약을 먹으면 병이 낫는다는 사실을 믿는다.

열이 조금 나거나 기침이 나고 콧물이 흐른다 싶으면 곧장 약부터 찾는 사람이 있습니다. 그러나 앞서 말씀드렸듯이 약물이란 그저 원조물자일 뿐, 질병을 치료하는 진짜 힘은 절대 아닙니다. 미열과 기침과 콧물 등의 증상은 오히려 좋은 치료의 신호입니다. '우리 몸은 항상 우리 편'이라는 발상의 전환이 필요합니다. '지금 당신 몸에 침입자(바이러스)가 와서 내가 알아서 퇴치하겠으니 조금 불편해도 참고 있으라'라는 신호입니다. 스스로 병을 고치려는 우리 몸의 자연치유 반응이라는 말입니다. 기특하게도 몸이 알아서 고치겠다는데 그걸 무턱대고 억제하려 든다면 어떻게 되겠습니까?

또한 우리 세포의 DNA는 일상적으로 자주 손상됩니다. 그러나 세포 속에는 여러 개의 DNA 수선 장치가 들어 있습니다. 주요 유전자에 영구적인 손상이 가더라도 보통 근처에 여분의 복사본이 존재합니다. 따라서 어떤 세포가 죽을 경우 다른 세포가 그 자리를 메울 수 있게 됩니다.

자연치유라는 신비로운 힘을 방해하면 그만큼 치유가 늦어질 수밖에 없습니다. 상습적으로 약물을 복용하게 되면 몸은 점점 나태해집니다. 그것은 마치 마약 중독자로 길거리를 헤매는 아들에게 생활비를 대주는 어리석은 부모님과 다르지 않습니다. 노름 중독으로 집을 날리고 이혼한 아들에게 하나 남은 본인의 집문서까지 건네는 부모님과 다르지 않습니다. 그래도 견디기 힘들 만큼 고통스럽다면 어떻게 할까요? 그땐 어쩔 수 없이 고통을 줄이고 증상을 완화하기 위해 약물을 복용할 수도 있습니다. 그러나 아주 단기간만 복용해야 하며, 자연치유가 늦어지는 것에 대해서도 감내해야 합니다.

3. 병명이 나오지 않으면 불안해진다.

'병명을 몰라서 불안하다'라는 말은 무슨 뜻일까요? 거꾸로 말하면 병명을 알아야 안심이 된다는 뜻입니다. 이 배경에는 병원에 대한 중대한 오해와 착각이 숨어 있습니다. 의학이 이만큼 발달했으니, 병명을 알면 반드시 해결될 수 있다는 터무니없는 낙관론이 그것입니다. 감염증과 달리 난치병이나 생활습관병은 그 원인이 한 가지가 아닙니다. 체질이나 생활 습관, 노화 등 수많은 원인 가운데 딱 하나를 꼬집어 말할 수가 없습니다. 당연히 완치라는 말은 존재할 수 없습니다. 그런데도 병명이 나왔다는 사실 하나만으로 과연 안심할 수 있을까요?

4. 진료를 받으면 반드시 약을 먹어야 한다고 생각한다.

거듭 강조하지만, 질병을 고치는 주역은 약물이 아니라 인체에 숨어 있는 자연치유력입니다. 사실 몸의 입장에서는 원래 화학물질인 약물은 또 다른 이물질에 불과할 뿐입니다. 약이란 어디까지나 '최소한의 이익'과 '불이익'을 저울에 달았을 때, '최소한의 이익'이 우세할 때만 최소한으로 사용해야 합니다. 어려서부터 제약회사와 병원의 이익을 대변하는 건강교육을 받아온 탓에 오늘날 많은 사람이 약에 대한 맹신에 사로잡혀 있음이 안타까울 뿐입니다.

5. 의사는 병에 관해서 모든 것을 안다고 생각한다.

저는 의사로서 평생 몸과 질병에 대해 끝없이 배우고 연구해왔습니다. 그러나 고백하지만 아직도 모르는 것이 훨씬 더 많습니다. 모르는 것이 훨씬 더 많은 정도가 아니라 거의 모른다고 말씀드릴 수 있습니다. 이렇게 말하면 의사들이 단체로 '우~'하는 소리가 들리는 듯합니다. 그러나 솔직히 다른 의사들도 사정은 비슷합니다. 환자를 앞에 두고 '모른다'라고 하면 돌팔이 취급을 당합니다. 그러니 점잖게 고개를 끄덕이며 다 안다는 듯한 표정을 지을 수밖에 없습니다.

그런 의사들을 돕기 위해 의학계는 증후군症候群, Syndrome이라는 용어를 만들어냈습니다. 사전을 찾아보면 '특정한 질병의 존재나 발병의 가능성을 시사하는 일련의 증상이나 상태'라고 적혀있습니다. 모든 것을 아는 사람은 쉽게 말하는 법인데 이 설명도 어렵습니다. 제 나름대로 말하면 '특징적인 증상들이 비슷하게 나타나는 경우를 합쳐서 말하는 질병군'을 말합니다. 더 솔직히 말하면 '잘 모를 때 뭉뚱그려서 말하는 질병'의 이름입니다.

예를 들면 대사 증후군·과민성대장 증후군·쿠싱 증후군·리플리 증후군·손목터널 증후군·새집 증후군 등이 있습니다. 정말이지 모르면 모른다고 확실히 말하려면 엄청난 용기가 필요합니다. 만일 '모른다'라는 말을 소리 내어 당당히 말할 수 있는 의사라면 당신은 그 의사를 신뢰해도 좋습니다. 왜냐하면 그 의사는 무엇을 알고 무엇을 모르는지 터득한 의사이기 때문입니다. 그만큼 많은 공부와 경험을 쌓은 의사이기 때문입니다.

6. 주사를 맞으면 병이 좀 더 빨리 낫는다.

우리 몸은 입에서 항문까지 8~9m의 길이로 뚫려 있습니다. 그래서 엄밀하게 말하면 위나 장은 몸 안이 아니라 '몸 밖'에 해당한다고 말할 수 있습니다. 그러면 '몸 안'은 어디일까요? 바로 혈관과 근육입니다. 우리가 먹는 약물은 위와 장에서 흡수되어 몸 안으로 들어가지만, 음식물의 영향도 받고 배출기관의 영향도 받아서

100% 흡수되지는 않습니다.

그러나 근육주사나 혈관주사는 100% 곧장 몸 안으로 들어가기 때문에 효과가 빠르게 나타납니다. 빠른 결과를 얻기를 원하는 환자들은 '빨리 주사 놔주세요'라며 조급해합니다. 지금도 '감기는 주사 한 대면 낫는다'라고 믿는 사람들이 대부분입니다. 우리 몸이 열과 기침을 통해서 감기를 치료하려는 찰나(3~5일)에 주사를 맞았다면 그런 착각을 할 수도 있을 것입니다. 당신의 조급함과 증상을 없애고 싶어 하는 병원의 이해관계가 맞아떨어지는 지점이 바로 주사입니다.

7. 검사를 자주 하는 의사가 훌륭한 의사다.

사실 환자로부터 '어디가 아픈지' 자세한 얘기를 듣고 환자의 몸을 의사가 진찰하는 것만으로 진단의 8할은 내려집니다. 나머지 검사는 모두 부차적인 행위라고 보면 됩니다. 그렇다면 구태여 매주, 혹은 매달 한 번씩 병원을 방문해서 검사를 받는 것이 과연 필요할까요? 이것은 그리 간단한 문제가 아닙니다. 첫째, 각종 수치며 사진 따위의 객관적인 증거를 제시해야만 수긍하는 환자가 많기 때문입니다. 둘째, 나중에 의사의 과실이라는 소리를 듣지 않기 위한 소송 방어책 때문입니다.

그리고 마지막으로, 검사가 병원의 수익을 가져오는 1등 공신이기 때문입니다. 대형 병원의 경우 진찰료와 검사료를 합치면 수입의 30%에 달합니다. 그래서 짧게 많은 사람을 진료하고 검사를 많이 해야 하는 것이 병원들의 숙명입니다. 이른바 '3분 진료'의 탄생 배경입니다. 큰 대학병원은 말할 것도 없지만 작은 동네 병원도, 은행에서 돈을 빌려 수억 원대의 검사장비를 들여놓습니다. 계속해서 당신에게 검사를 받게 하지 않으면 병원은 파산할 것입니다. 그렇다고 최신형의 검사장비가 없으면 환자가 모이지 않으니 같은 의사로서 그들의 고민도 이해할 수 있습니다.

'행위별 수가제'Fee For Service(서비스별로 가격을 정하여 사용량과 가격에 의해 진료비를 내는 제도)는 무언가를 해야만 보상이 뒤따릅니다. 세계적으로 유명한 의학저널도 무언가를 해야만 논문을 실어줍니다. 무엇을 했다고 칭찬하는 사람은 있어도 하지 않았다고 칭찬하는 사람은 없습니다. 환자와 상담이 길어질수록 대기시간이 길어져서 손님(?) 숫자를 많이 받을 수 없습니다. 그래서 '3분 진료'가 생겼고 '끊임없이 이어지는 검사'가 생긴 것입니다. 의사가 당신의 질병에 관심이 있을까요, 수익 극대화에 관심이 있을까요? 당신의 판단에 맡기겠습니다.

미국에서는 1996~2010년 사이에 노인병 전문의 수가 25%나 감소했습니다. 또한 성인 1차 진료 훈련 과정 지원자 수는 대폭 하락했지만, 성형외과 지원자 수는 기록적으로 늘어났습니다. 이유는 돈 때문입니다. 노인병과 성인 1차 진료 분야의 수입은 의학계에서 가장 낮습니다. 또 다른 이유는 대부분의 의사가 노인을 돌보고 싶어 하지 않기 때문입니다.

노인들은 증상 하나만 갖고 오는 것이 아닙니다. 다섯 가지, 열 가지가 됩니다. 그 많은 증상을 한꺼번에 해결할 수 있는 의사가 어디 있겠습니까? 게다가 한 50년 이상 계속된 증상이라고 할 때, 50년 동안 앓아 온 질병을 고치겠다는 의사는 없을 겁니다. 고혈압에, 당뇨에, 관절염에, 이런 갖가지 증상이 있는 환자를 돌보는 것은 의사에게 매력적인 일이 아닙니다.

현대 병원 시스템에서는 시간이 돈이 되었습니다. 환자와 가족에게 연명치료가 왜 의미 없는지 설명하는 데는 30분 넘게 걸려도 인공호흡기를 다는 것은 5분에 끝납니다. 항암치료 중단을 받아들이지 못하는 환자와 가족을 설득하는 것은 시간과 에너지가 많이 드는 일입니다. 그러나 병원 수익에는 아무런 도움도 되지 않습니다. 항암치료도 하고 CT 검사도 하고 각종 첨단의 검사를 하면 병원에 수익이 발생합니다. 그러나 나쁜 소식을 전한 다음 무의미한 연명의료를 중단하면 병원의 수익은 제로(0)가 됩니다. 암 환자들이 사망 한 달 전까지 항암치료를 받는 것은 이처럼 병원의 수익 때문입니다.

미국에서는 보통 사망 6개월 전에까지만 항암치료를 받는 것이 일반적입니다. 즉 그들의 삶을 정리하는 데 적어도 6개월 정도의 시간을 가진다는 말입니다. 그런데 일본에서는 사망 한 달 전까지 항암치료를 받습니다. 삶을 정리하는 데 겨우 한 달밖에 남지 않게 된다는 뜻입니다. 생명과 대결하는 돈은 이처럼 무섭다는 사실을 우리는 알아야 합니다.

앞서 말한 노인들의 '모임'에서도 생활습관병 때문에 통원 치료를 받는 노인들의 푸념을 종종 듣곤 합니다. "아니, 아무 이상이 없다면서 왜 매달 한 번씩 검사를 하라는 거야? 정말 내 몸을 생각해서 그러는 거야, 아니면 돈 벌려고 그러는 거야?" 물론 장기간 약물을 복용하는 경우 안전관리 차원에서 부작용 여부를 미리 점검한다는 측면도 없지 않습니다. 그러나 병원의 이익을 극대화하기 위한 일종의 '부의 전략'이라는 점을 부인할 수 없습니다.

정밀검사를 예로 들어봅니다. 각종 첨단 의료 장비로 정밀검사를 하면 분명 자세히 알 수는 있겠지만, 과연 그 결과를 바탕으로 증세를 호전할 방도가 있는지 궁금합니다. "정밀검사를 해서 결과가 나왔으니 이젠 완치할 수 있겠지." 이런 오해를 하는 사람이 부지기수입니다. 그리고 개중에는 정말 괴롭고 힘들 뿐만 아니라 민망하기 짝이 없는 검사(팬티를 벗어야 하는 등)도 있습니다. 그런데도 '알게 되었다'라는 사실만으로 끝난다면 도대체 무엇 때문에 그 힘든 검사를 다 견뎌냈단 말인가요? 병원과 의사에 대한 맹신과 복종과 오해와 착각으로 인해, 생업을 제쳐두고 병원 문턱을 수없이 드나들며 병원의 통장 잔고를 늘려주는 검사를 받는 일은 사라져야 한다고 저는 강조합니다.

8. 의사에게 이것저것 질문하는 것은 실례라고 생각한다.

의사의 입장으로 볼 때 환자는 손님입니다. 당신이 횟집에 가서 회를 먹을 때 주인과 종업원은 친절하게 당신을 맞이하고 서비스합니다. 우리가 상업자본주의 사회에 사는 만큼 의사와 병원도 똑같아야 합니다. 병원은 환자에게 의료행위를 제공함으로써 수익을 냅니다. 그런데도 환자들은 의사 앞에만 서면 주눅이 들곤 하는 것은 어쩐 일인가요? 의사(식당 주인 혹은 종업원)는 근엄하게 앉아 있고 환자(손님)는 기가 죽어 있습니다.

환자 대부분은 의사에게 꼬치꼬치 묻는 것이 실례라고 생각합니다. 횟집 주인과 종업원이 근엄하게 당신을 노려보거나 '빨리 먹고 나가라'고 당신을 다그친다면 그 횟집에 다시 가겠습니까? 이것을 우리는 적반하장이라는 말로 표현합니다. 잘못돼도 한참 잘못된 생각이고 어이없는 주종관계입니다. 주인이 하인처럼 굽신거리고 하인이 주인처럼 위엄을 부립니다.

내 몸과 질병에 관한 일이라면 스스로 충분히 이해될 때까지 물어야 합니다. 만일 싫은 내색을 하거나 '나를 못 믿겠다는 말입니까?'라는 식으로 화를 내는 의사가 있다면 병원문을 박차고 나와야합니다. 또한 의사가 어려운 영어(사실은 라틴어와 그리스어)로 복잡하게 말해서 무슨 말인지 모를 때도 많습니다. 그러면 담당 의사에게 따로 시간을 내달라고 부탁한 다음, 가족과 함께 동석해서 의사의 양해를 구하고 녹음해야 합니다. 나아가서 그림과 사진까지 뒷받침해서 설명해달라고 요구해야 합니다. 이런 요구가 받아들여지지 않는다면 의사를 바꾸거나 병원을 바꾸어야 합니다.

식당에서 종업원에게 겨자나 간장을 더 달라고 요구하는 것은 손님의 권리입니다. 겨자와 간장을 못 주겠다고 하면 그 식당에 다시 가지 않으면 그만입니다. 그리고 주위 가족이나 친구들에게 그 식당에 '절대로 가지 말라'고 소문을 내면 됩니다. 혹시라도 나쁜 결과가 나왔을 때, 피해를 보는 사람은 의사가 아니라 당신 자신이기 때문입니다. 나중에 가서 '믿고 맡겼는데…' 하고 원망해봤자 아무 소용이 없습니다. 당신이 진정으로 치료를 받기 원한다면 당신 자신부터 적극적으로 의사(종업원)를 활용할 수 있어야 합니다. 돈을 지불하는 사람은 당신이기 때문입니다. 환자가 돈을 내지 않는 병원과 의사는 존재가치가 없기 때문입니다.

9. 의사는 내게 가장 좋은 치료법을 알려줄 것이다.

전문가를 자부하는 의사들은 최선이라고 판단하는 치료법을 권합니다. 가령 암 치료에서 3대 치료법(수술·항암제·방사선)이 있습니다. 외과 의사는 당연히 환부를 잘라내기 위해 수술을 최선책으로 생각하기 쉽습니다. 마찬가지로 방사선과를 찾는다면 방사선 요법을 우선으로 생각합니다. 백화점 지하에 푸드코트Food Court에 가면 일식집에서는 일식을 권하고 중식집에서는 중식을 권하는 것과 같습니다. 종업원의 권유는 참고 사항일 뿐입니다. 선택은 돈을 지불하는 당신이 해야 합니다. 그 판단에 따른 결과는 모두 당신이 책임져야 하기 때문입니다.

하루에도 병원을 찾는 환자는 수없이 많습니다. 그러니 환자 개개인에게 딱 맞는 '맞춤형 치료법'을 만나기는 불가능합니다. 결국 환자나 환자의 가족이 부지런해야 합니다. 사람은 각자 살아가는 방식이 다르고 가치관이 다르기 때문입니다. 음식의 선택에도 망설여지는데 하물며 당신의 생명을 맡기는 데는 말로 다 무엇하겠습니까?

의사가 생각하는 최선과 치료와 환자가 생각하는 최선의 치료가 다른 경우는 너무도 많습니다. 행여 후유증이라도 생긴다면 그것을 안고 살아가는 사람은 당신 자신입니다. 환자는 의사에 대한 신뢰를 핑계 삼아 게으른 낙관주의에 빠지는 일이 없어야 합니다. 의사 역시 자기 생각을 강요하며 위협해서는 절대 안 됩니다. 비록 그것이 차선책일지라도 환자가 바라는 범위 안에서 최고의 방법을 찾도록 도와줘야 합니다.

10. 큰 병원일수록 훌륭한 의사가 많다.

크고 유명한 대형 병원일수록 신뢰할 만한 의사가 정말로 많을까요? 이것은 근거 없는 믿음이라고 저는 자신있게 말할 수 있습니다. 그 이유를 물어보면 돌아오는 대답은 대개 이런 식입니다.

"박사에다 교수님이잖아요."

"일류대학을 나왔잖아요?"

"TV에 자주 출연하고 책도 많이 냈으니까요."

"실력이 있으니까 그 대형 병원에 들어갔겠죠."

실체(치료 실력)와 직접 관련된 대답은 찾아보기 어렵습니다. 무식하면 용감하다는 말도 있습니다. 모르는 사람이 사기당한다는 말도 있습니다. 간판이나 유명세가 중요한 것은 아닙니다. 당신은 전 재산을 잘 모르는 사람(간판이 좋은)에게 무조건 맡길 수 있겠습니까? 하물며 재산보다 중요한 생명을 맡기는데 간판을 보고 선택한다는 것은 우매한 일이라고 저는 강조합니다. 얼마나 친절한지, 어떤 치료를 성공적으로 해냈는지, 그 실체가 중요하지 않겠습니까?

11. 입원한다면 대형 병원일수록 안심된다.

환자나 환자의 가족들과 대화하다 보면 '제가 도쿄대학 병원에 입원했을 때' 또는 '아버님이 게이오대학 병원에서 오랫동안 치료를 받는데요'라는 말을 자주 듣습니다. 마치 유명한 대형 병원이 자랑이라도 되는 듯 말하는 경우를 자주 봅니다. 저는 그 말속에서 '환자들의 허세'를 눈치챕니다. 저를 포함해서 모든 인간은 조금씩 허세가 있습니다. 남들에게 인정받기를 원하는 것은 인간의 본능이기 때문입니다. 그러나 질병과 관련해서는 얘기가 조금 달라집니다. 오히려 그런 허세가 치료를 방해한다고 저는 주장합니다. 그것은 마치 명문대를 나왔는데 취직도 못하고 방구석에서 부모의 도움으로 연명하는 청년이, 만나는 사람마다 '나 무슨 대학 나왔어'라고 말하는 것과 다르지 않습니다. 현실에 불만족스러운 사람이 과거를 끌어들여 허세를 부리는 법입니다.

대형 병원에 대한 맹신은 곧 치료에 대한 맹신과 같습니다. 그런 맹신이야말로 가장 먼저 치료해야 할 질병입니다. 오늘날 의료 과실이 드러난 곳 가운데 대다수가 대학병원입니다. 많은 사람이 안심하고 믿었지만 사실 그렇지 않다는 것이 입증된 셈입니다. 그렇다면 다른 병원들은 괜찮다는 얘기일까요? 대학병원의 경우 다만 겉으로 드러난 것이 많을 뿐, 여타 병원들도 안심할 수 없는 건 마찬가지입니다.

그런 가운데 인간이기 때문에 당연히 실수할 수 있다는 것을 인정하며, 과거 오싹했던 응급 상황 앞에서 어떻게 대처했는지 자신의 실수를 고백하는 양심 의사들이 나타났습니다. 모두가 깜짝 놀랄 만한 의료 사고들을 공개하는 병원이 등장하기도 했습니다. 저는 그런 용기를 높이 평가합니다. 그러나 그 사고의 결과는 환자인 당신이 그대로 받아들여야 할 수밖에 없습니다. 의사나 병원의 몫이 아니라 당신의 몫이라는 말입니다.

12. 외과 의사는 수술을 잘한다.

가끔 나이 든 환자들을 만나면 수술 부위를 보여주면서 어느 대학병원의 누구누구 교수가 집도했노라고 자랑하는 경우를 볼 수 있습니다. 유명 대학의 외과 교수가 수술했으니 확실한 게 아니냐는 뜻입니다. 그러나 분명히 알아둬야 할 것은, 교수 선정 기준에 '수술을 잘하고 못하고'는 들어 있지 않다는 사실입니다. 의대 교수 대부분은 연구 논문의 편수와 내용을 기준으로 심사를 통과한 교수들입니다. 물론 그중에 수술 실력이 뛰어난 교수도 있습니다. 그것은 단지 개인의 자질 문제이지 교수라서 수술을 더 잘하는 건 아닙니다. 옛날엔 수술을 한 번도 안 해본 교수도 있었고, 지금은 수술을 간호사에게 맡기는 교수도 있는 것이 엄연한 현실입니다.

13. 매스컴에 등장하는 의사일수록 명의다.

매스컴이 발달하면서 소위 '스타 의사'들이 나타나기 시작했습니다. 처음에는 TV 의학 프로그램의 강연자로 나섰다가, 나중에는 예능 프로그램의 단골손님으로 등장하기도 합니다. 혹은 베스트셀러를 저술(출판사가 대신 써주는 책으로)해서 유명해지는가 하면 신문이나 방송을 화려하게 장식하며 일반인들에게 '명의'로 인식되는 의사도 있습니다. 일부에서는 쇼닥터Show Doctor라며 비판합니다. 어느 직종이건 유명세를 좋아하는 사람은 있기 마련입니다. 그러나 그 실력을 입증할 만한 객관적인 정보가 없는 것이 현실입니다. 이런 가운데 권위 있다는 매체나 단체에서는 각 분야의 100인을 선정하는 등 틈만 나면 줄 세우기를 좋아합니다.

사업하는 제 친구의 경우 본인의 회사가 일본의 100대 기업에 선정되었다고 자랑했습니다. 도쿄의 대형 호텔에서 열린 시상식 사진을 사장실 정면에 떡 하고 걸어놓았습니다. 자세한 내용을 들으니 어이가 없습니다. 시상식을 주최하는 신문사에서 연락을 해와서 일정 금액을 내면 100대 기업에 선정해 주겠노라고 했다는 것입니다. 그렇게 모은 회사들의 대표들이 호텔에서 사진을 찍고 신문사는 기사를 냅니다. 그리고 그 신문 기사를 코팅한 후 사진과 함께 액자로 걸었던 것입니다. 신문사는 돈을 벌고 사장은 명예를 얻었으니 '누님 좋고 매부 좋은' 결과입니다. 이것은 그야말로 일종의 사기라고 말할 수 있습니다. 당신이 그 신문의 기사를 믿고 그 기업의 주식을 산다면 패가망신할 수도 있음을 알려드립니다.

14. 박사학위를 가진 의사일수록 훌륭한 의사다.

앞서 외과 교수의 예를 들었듯이 박사학위 또한 임상 현장에서의 실력이 아니라 학문적인 업적에 대해 학위를 수여받은 것입니다. 일찍이 대형 병원의 과장까지 역임하다가 의사의 길을 접고 저널리스트로 전업한 나가이 아키라永井明는, 자신이 쓴 책 〈내가 의사를 그만둔 이유〉에서 다음과 같이 고백한 바 있습니다.

"나는 〈감염 스트레스로 인한 토끼의 혈중지질 농도 변화〉라는 논문으로 박사학위를 받았다. 그러나 이 논문은 외과 의사로 일하는 데 어떤 도움도 되지 않았다."

박사학위를 가리켜 '발바닥에 붙은 밥풀과 같다'라는 우스갯소리가 있습니다. '떼어내지 않으면 찜찜하고, 떼어낸다 해도 먹지 못한다'라는 뜻입니다. 저는 박사학위가 없습니다. 정확히 말하면 특별히 필요가 없어 학위를 따지 않았습니다. 제가 박사학위가 없다고 해서 일부러 삐딱하게 말하는 게 아닙니다. 저는 학위 없이도 대형 병원의 원장과 이사장까지 경험했습니다. 이 업계는 지붕 위에서 돌을 던지면 의학박사가 맞는다고 할 정도로 박사가 차고 넘치는 분야입니다.

15. 재활치료는 반복할수록 효과가 있다.

의외로 많은 사람들이 '재활치료를 철저히 하면 원래 상태로 돌아갈 수 있다'라고 믿는 경향이 있습니다. 그러나 '좋아질 수 있는 것만 좋아진다'라는 사실을 아는 사람은 드뭅니다. 종종 매스컴을 통해서 '놀라운 의지로 노력해서 엄청난 회복을 보였다'라는 이야기가 소개되곤 합니다. 그런 경우도 역시 노력을 통해 '좋아질 수 있는 한도 안에서 좋아진 것'뿐이라고 보면 됩니다. 물론 그 노력은 높이 사야 합니다. 많은 환자가 본받아야 합니다. 그러나 좋아질 수 없는 부분까지 좋아질 수 있는 것은 아닙니다.

사실 재활을 위해 아무리 열심히 노력한다 해도 대략 3~6개월이면 어디까지 호전될 것인가 판가름 나는 것이 보통입니다. 긍정적인 마음으로 부단히 노력하여 자신의 상태를 최선의 수준에 이르도록 애쓰는 것은 물론 중요합니다. 그러나 '조금만 더, 조금만 더'하며 필사적으로 매달리다 보면 남은 귀중한 시간이 온통 '재활 훈련'으로만 채워지게 됩니다.

예컨대 비극적인 사고로 팔다리가 떨어져 나간 경우, 다시 생겨날 것이라 믿는 사람은 없을 테니 일찌감치 단념해 버립니다. 하지만 마비된 팔다리는 혹시 다시 움직일 수 있을지도 모른다는 생각에 5년, 혹은 10년을 허비해 가며 재활에 평생을 바치는 경우도 많이 보았습니다. 여기에는 어쩌면 매스컴 등을 통해 '의학적으로 불가능한 질병에서 기적적으로 회복했다'라는 식의 이야기가 난무해 온 탓도 있을 것입니다.

재활Rehabilitation이란 Re(다시) + Habile(적합한) + Ation(~인 상태)의 합성어입니다. 질병이나 장애로 적합하지 않은 상태에 놓였다가 다시 적합한 상태로 돌아가는 것을 가리키는 말입니다. 여기서 중요한 것은 반드시 병이 나기 이전 그대로의 모습으로 복귀한다는 의미가 아니라는 점입니다. 중국에는 재건의학再建醫學이라는 말이 있습니다. 보조기구나 휠체어를 사용한다든지, 계단을 없애고 난간을 만드는 등, 남아 있는 기능을 최대한 활용하여 질병이나 장애로 인해 잃어버린 생활을 다시 회복하는 것에 더욱 초점을 맞추는 의학을 말합니다. 발병 이전의 모습에 연연하지 않는 것이 핵심입니다.

병원과 의사는 인간의 몸을 치료하기 위해 존재합니다. 그러나 그 의미를 더 확장해 보면 '계속해서 삶을 행복하게 살아가게' 하는 데 본질적인 존재 이유가 있습니다. 제가 이런 말씀을 드리는 이유는, 당신이 아무리 긍정적인 마음으로 치료에 임하더라도 자칫 조준을 잘못하면 엉뚱한 방향으로 나아가게 된다는 사실을 경고하기 위해서입니다. 병원과 의사에 대한 맹신과 근거 없는 낙관주의를 경고하기 위해서입니다. 꽃을 따려다 낭떠러지로 떨어질 수도 있기 때문입니다.

다소 불리한 상황에서도 어떻게 하면 삶을 훌륭히 살아낼 것인가 하는 마음 자세가 더 중요합니다. 심신이 건강하건 그렇지 않건 간에 우리의 인생은 늘 '재건'해 나가는 과정이기 때문입니다. 인생 불변의 법칙은 '세상은 끊임없이 변한다'라는 사실 뿐입니다.

의사라는
환상에서 벗어나라.

　　매스컴에서는 마치 약속이나 한 듯이 '세계 의학계 최초의 성공'이니 '신비의 치료제'니 '환자와 가족들에게 희소식'이니 하면서 일제히 호들갑을 떨곤 합니다. 물론 이런 소동은 유효기간이 길지 않아 어느 순간 슬그머니 자취를 감춥니다. 그러나 어리석은 우리 인간은 막연한 기대를 하며 병원과 약국을 드나듭니다. 그런데 이런 희소식은 주기적으로 되풀이됩니다. 되풀이되면 될수록 대중들의 뇌리에는 거대한 환상이 생겨납니다. 즉, '그 어떤 질병이라도 어떻게든 해결될 것이다'라는 집단 망상과 착각이 형성된다는 말입니다. 이단 종교와 하나도 다르지 않습니다. 자진해서 헌금하게 하고 사라지는 방식이 똑같다는 말입니다.

앞에서 잠깐 〈뉴잉글랜드 저널 오브 메디신〉에 대해 언급했습니다. 제약회사의 지원을 받지 않는 의학지입니다. 제 생각에 신뢰도 99%라고 봐도 좋습니다. 그런데 대부분의 제약회사에서는 대학교수들과 유명 과학자들에게 연구비를 지원해서 자기 회사의 제품이 획기적인 치료 효과가 있다는 논문을 발표하도록 유도합니다. 제약회사는 그 논문을 들고 신문과 방송사를 찾아가 보도하게 합니다. 매스컴은 제약회사의 광고비로 운영되는 시스템입니다. 당연히 자진해서(?) 확대 보도합니다. 소비자들이 속지 않을 수가 없습니다. 어리석은 소비자들은 이렇게 말합니다.

"박사님들이 연구해서 발표했다는데 거짓말이겠어?"
"대형 신문과 방송에서 우리를 속이기야 하겠어?"

의료산업에 대한 맹신에서 벗어나기 위해서는 먼저 매스컴의 환상에서 깨어나야 합니다. 매스컴에서 다루는 사례가 어떤 것인지 냉정한 시선으로 살펴봐야 합니다. 현대사회의 모든 상품이 그렇듯이 매스컴 역시 시청률, 즉 대중의 '관심'을 먹고 삽니다. 따라서 평온하고 잔잔하며 그리 특별하지 못한 일들은 절대 거론하지 않습니다. 개가 사람을 무는 것은 뉴스거리가 안 되지만 사람이 개를 물면 기사가 되는 것과 똑같습니다. 매스컴은 희귀한 사건, 뒤통

수를 치는 기상천외한 얘깃거리를 보도하기 위해 끝없이 경쟁합니다.

만일 그런 뉴스거리가 없을 때는 작고 사소한 소식을 놀라운 뉴스로 부풀리는 언론 특유의 기술이 가동됩니다. 가령 인터넷에서는 시선을 '낚기' 위해 헤드라인을 교묘히 조작하기도 합니다. 의료산업의 새로운 소식도 결국은 같은 시스템을 통해 작동됩니다. 대중이 가장 간절히 원하는 뉴스가 어떤 것인지 기자들이 더 잘 알고 있습니다. 그래서 '100% 완치에 가까운 약'이니 '지금까지와는 차원이 다른 혁신적인 기술'과 같은 부풀려진 보도가 만들어집니다.

인간도 동물입니다. 모든 동물은 결국 죽게 됩니다. 인간은 이처럼 생로병사의 틀을 벗어날 수가 없습니다. 누구도 나이를 멈출 수 없고 죽음을 막을 수 없습니다. 당연히 어떤 약물이나 의료 기술이라 하더라도 영원히 '중간기술'Halfway Technology일 수밖에 없습니다. 의료 세계는 '해보지 않고서는 어떤 결과가 나올지 알 수 없다'라는 불확실성의 세계입니다. 다시 말해 '어떤 치료도 100% 확실하다'라는 말은 있을 수 없다는 말입니다. 그러나 언론과 대중이 원하는 것은 애매모호한 대답이 아니라 'Yes or No' 식의 확실한 단정입니다. 그래야 믿기 편하기 때문입니다.

예컨대 '검진을 받은 사람과 받지 않은 사람' 혹은 '약물을 복용한 사람과 복용하지 않은 사람'을 두 집단으로 나누어 비교했을 때 통계학적으로 의미 있는 차이를 보였다 칩시다. 여기서 통계학적으로 의미 있는 차이란 '대체로 유효하다'라는 뜻일 뿐 집단 모두에게 통한다는 뜻은 아닙니다. 개인에 따라 통하지 않는 경우도 얼마든지 있을 수 있습니다. 그러나 이런 실험 결과가 매스컴의 프레임을 거치고 나면 '효과적'이라고 둔갑하게 됩니다. 이런 일이 반복되면 대중의 뇌리에는 '확실히 효과가 있다'로 각인되는 것입니다.

그러나 정작 의사들은 어떤 경우에도 '확실하다'라는 말을 하지 않습니다. 만약 그렇게 단언하는 의사가 있다면 터무니없는 거짓말쟁이거나 돌팔이라고 봐도 틀림없습니다. 정말로 의술이 그렇게 발달했다면 특정 질병에 대한 치료법은 하나로 충분해야 할 것입니다. 그렇지 않고 치료법이 수십 가지씩 존재한다는 것은 바꿔 말해 결정타가 없다는 뜻이 아니고 무엇이겠습니까?

스스로 못 고치면
의사도 고칠 수 없다.

세상에는 변하지 않는 것이 있습니다. '하늘은 스스로 돕는 자를 돕는다'라는 평범한 격언이 바로 그것입니다. 가령 부도덕한 방법으로 명문대에 합격한 사람은 절대 그 대학을 제대로 졸업할 수 없습니다. 설사 졸업한다고 해도 세상의 험한 풍파를 헤쳐갈 수 없습니다. 동쪽에서 나타난 귀인의 도움으로 떼돈을 번 사람은 절대 그것을 계속 유지할 수 없습니다. 미국의 수많은 연예계 스타와 벼락부자들이 40을 넘기지 못하고 술과 마약으로 요절하는 이유입니다.

질병도 이와 하나도 다르지 않습니다. 치유의 진정한 힘은 당신의 몸 안에 숨어 있습니다. '내 몸 안에 100명의 의사가 있다'는 말과 같습니다. 질병과 싸워 고꾸라지느냐 해방되느냐의 차이는,

자기 안의 순수한 자연치유력을 믿느냐 못 믿느냐의 차이일 뿐입니다. 내가 몸을 살리고 싶은 만큼 몸 자체도 스스로 살고자 치열하게 싸운다는 인식의 전환이 필요합니다. 따라서 소소한 상처나 질병은 의사를 찾거나 조급하게 약물을 복용하는 대신, 몸이 알아서 치유할 수 있도록 내버려두는 기다림이 필요합니다.

채식과 자연치유의 명저로 꼽히는 존 맥두걸John A. Macdougall 박사의 베스트셀러 〈어느 채식의사의 고백〉The Starch Solution을 읽어 보면 자연치유에 대한 확연하고 명징한 이야기가 나옵니다. 여기 기적적인 자연치유의 한 예를 들어보겠습니다.

"나는 의사로서 몸이 스스로 자가 치유하는 경험을 수도 없이 목격했다. 기적적인 자가치유의 한 예를 들어보겠다. 자동차 사고로 젊은 청년이 응급실에 실려 왔다. 왼쪽 정강이뼈에 심한 손상을 입은 환자였다. 갈비뼈도 부러진 상태였다. 살아날 가능성이 별로 없어 보였다. 응급실에서 곧바로 환자의 뼈를 원래대로 위치시켜 놓고 봉합수술을 했다. 그러나 나도 장담할 수 없었다. 대형사고 후에 완전히 회복된다는 것은, 전적으로 신의 힘이나 환자의 신체적 회복 능력에 기대는 수밖에 없음을 잘 알고 있었기 때문이다.

사고 후에 곧바로 오토바이 청년의 몸이 스스로 자가 치료를 하기 시작했다. 혈소판과 혈액 응고성 단백질이 투입되어 혈관으로 새어 나오는 피를 멎게 했다. 몇 시간이 지난 후에, 백혈구 세포가 감염을 방지하기 위해 상처 부위로 몰려들었다. 찢어진 피부와 부서진 뼈 사이로 액체가 흘러들었다. 그의 뼈가 제자리를 찾는 것을 돕도록, 넓적다리와 어깨와 얼굴의 부은 상태가 몇 주간 지속되었다. 그가 몸을 심하게 움직이지 못하도록 통증이 계속되었다. 통증도 치료에 합류한 셈이다.

중상을 입은 지 1주일도 지나지 않아서, 이 용감한 사나이는 목발을 짚고 일어서서 걷게 되었다. 10일이 지나면서 다리와 어깨의 상처에서 실밥이 떨어져 나왔다. 6주가 지나면서 얼굴에서 딱지가 떨어져 나와 예전의 핑크색 피부를 되찾았다. 턱수염도 왕성하게 나오기 시작했다. 7주가 지나면서 갈비뼈가 단단해지고 통증이 없어졌으며, 3개월이 지나자 절뚝거리지 않고 스스로 걸을 수 있게 되었다. 몸의 통증은 거의 사라졌지만 마음에는 큰 상처가 남았다. 곧바로 엄청난 사고의 위험을 되풀이하지 않기 위해 그 오토바이를 팔았음은 당연한 일이다.

오토바이 사고처럼 엄청난 부상에도 인간의 몸이 스스로 회복한다면, 심장병이나 관절염, 암과 같은 만성적인 질병도 충분히 치료할 수 있다는 확신을 갖게 되었다. 나는 수없이 많은 환자를 만나왔다. 인간의 몸이 스스로 회복하는 광경을 무수히 지켜보는 것은 마치 매일매일 기적을 보는 것과 다를 바가 없다."

넘어진 아이를 일으켜주는 대신 스스로 일어나도록 기다리는 부모처럼, 우리의 몸에게도 스스로 싸워 이길 수 있는 기회와 믿음을 줘야 합니다. 그러나 순간의 고통과 두려움과 조급증 때문에 많은 사람이 약국과 병원으로 달려감으로써 자연치유에 대한 믿음을 배반하는 것이 현실입니다. 원래 치료의 원리는 환자의 몸이 반응하는 힘을 이용하는 것입니다. 따라서 기력이 완전히 소진된 환자의 경우 혈압이 떨어진다고 해서 혈압을 높이는 승압제昇壓劑를 아무리 사용한들 떨어진 혈압이 올라갈 리가 없습니다. 과도한 약물을 복용한 탓에 환자의 몸이 약물에 반응하지 않게 되었기 때문입니다.

의사나 약물이 죽을힘을 다한다고 해서 질병을 고칠 수 있는 것은 아닙니다. 신체의 자연치유력이 희박할수록 치료는 어려워집니다. 자기 스스로 고치지 못하는 것은 타인(의사)이 고쳐줄 수는 없다는 말입니다. 앞서 언급했듯이 의사는 어디까지나 조력자일 뿐이고 약물은 보조 도구일 뿐입니다.

옛날에 신종 인플루엔자가 유행할 때 폐렴이 함께 발병할 것을 대비해 너도나도 인공호흡기를 찾던 때가 있었습니다. 그러나 인공호흡기가 폐렴을 낫게 해주는 것은 절대 아닙니다. 단지 호흡 기능이 나빠졌기 때문에 기계가 잠시 대신해서 '도와주는 것'에 불과하다는 말입니다. 그 사이 환자 자신이 폐렴을 치유하여 호흡 기능을 회복하면 인공호흡기는 더 이상 필요가 없어지게 됩니다. 또한 본인이 그 힘을 끝내 찾지 못한다면 인공호흡기는 무용지물이 되고, 상황은 점점 나빠지기 마련입니다.

인공투석시工透析도 마찬가지입니다. 여기에서 투석이란 돌을 던지는 것이 아니라 투과할 투透 쪼갤 석析 한자를 써서, 신장에 이상이 생겨서 기능을 제대로 하지 못할 때 인위적인 방법으로 혈액 중의 노폐물을 제거하여 깨끗한 혈액으로 만드는 치료법을 말합니다. 급성이라면 일시적으로 끝나겠지만, 만성일 때는 죽을 때까지 계속해야 하는 것이 인공투석입니다. 왜 그래야 할까요? 기계가 질병을 치유할 수는 없기 때문입니다. 약물이나 의료기기는 신체가 질병과 싸울 수 있는 기력을 회복할 때까지 잠시 도우미 역할만 할 수 있을 뿐입니다. 어느 환자가 의사에게 "선생님, 제 병을 고쳐주셔서 정말 감사합니다"라고 말하자 의사는 고개를 저으며 "그 병은 제가 고친 게 아니고 당신 몸이 스스로 고친 겁니다."라고 대답했다고 합니다.

이 세상 누구도 내 인생을 대신 살아줄 수 없습니다. 당연히 질병도 자기 자신 이외에는 고쳐줄 사람이 없다는 생각을 가슴속에 새기시길 부탁드립니다. 훌륭한 의사는 자신이 영원한 도우미라는 사실을 잘 알고 있습니다. 도우미라는 말이 의사에 대한 가장 정확한 표현일 것입니다.

노인의 고혈압은
과연 질병일까?

　나이가 들어 좁아지고 뻣뻣해진 혈관으로 젊었을 때와 같은 양의 혈액을 흐르게 하려면 심장이 더 힘들게 일을 해야 합니다. 그 결과 65세가 되면 노인의 절반 이상이 고혈압이 됩니다. 압력을 더 높이기 위해 펌프질을 해야 합니다. 노인들은 심장벽이 두꺼워지고 격렬한 신체활동에 반응하는 능력이 떨어집니다. 30세부터 심장의 최대 출력이 서서히 감소합니다. 당연히 더 멀리 혹은 더 빨리 뛰기 어려워지고, 숨을 헐떡거리지 않고 오를 수 있는 계단 숫자도 줄어듭니다.

　고혈압뿐만 아니라 치매도 마찬가지입니다. 치매라는 것은 뇌로 피가 잘 전달되지 않는 것이 원인입니다. 사람의 뇌는 1.3kg밖에 안 되지만 신체 에너지의 20%를 소모할 만큼 많은 일을 하는 기관입니다. 이 중요한 일꾼에게 무리하게 혈압을 낮추면 당연히 치매 위험성이 더 높아집니다. 고령자의 혈관은 일반적으로 동맥경화가 발생하게 되어 있습니다. 자연적인 현상이라는 말입니다. 이는 얼굴에 주름이 늘거나 머리가 하얗게 변하는 것과 같은 노화현상으로 매우 자연스러운 일입니다. 가늘고 딱딱해진 혈관을 통해 몸속 구석구석까지 영양소와 산소를 공급하기 위해서는 높은 혈압이 필요합니다. 노인의 고혈압은 생명을 유지하고 치매를 예방하는 몸의 반응입니다.

30세 젊은이의 뇌는 두개골을 꽉 채우는 약 1.3kg짜리 신체 기관입니다. 그런데 70세가 되면 뇌의 크기가 줄어들어 두개골 안에 거의 2.5cm 정도 되는 공간이 생깁니다. 그래서 나이가 많이 든 사람들은 머리에 충격을 받으면 뇌출혈을 일으킬 확률도 훨씬 높습니다. 뇌가 두개골 안에서 덜거덕거리며 움직이기 때문입니다.

이번엔 혈압약에 대해 말씀드리겠습니다. 도카이 대학의 오구시 요이치大櫛陽一 교수가 무려 남녀 4만 명을 대상으로 연구해서 결과를 발표했습니다. 고혈압약을 먹는 사람은 먹지 않는 사람과 비교했을 때, 뇌경색 발병률이 두 배라고 발표해서 세상을 깜짝 놀라게 했습니다. 약을 써서 무리하게 혈압을 낮추면 뇌로 피가 제대로 공급되지 않기 때문입니다. 이것이 노인들은 혈압약을 복용하면 안 되는 이유입니다. 살기 위해 몸이 스스로 혈압을 높이는 것을, 약으로 무리하게 혈압을 내리는 바람에 혈액의 흐름이 정체되고 혈관 막혀버리기 때문입니다. 강물의 압력이 세다고 쓰레기를 치우지 않고 그 안에 댐이나 저수지를 만든다면 당연히 녹조가 생기고 강물이 썩는 것과 똑같은 이치가 아니고 무엇이란 말입니까?

시가 의대滋賀医大 우에시마 히로쓰구上島博嗣 교수의 흥미로운 연구도 있습니다. 이 연구는 무려 14년 동안 '혈압약 복용과 고령자의 자립도'에 관한 흥미로운 조사입니다. 여기에서 자립도自立度란 스스로 식사나 배설, 옷 갈아입기 등이 가능한 상태를 말합니다. 이 연구에 따르면 혈압이 얼마가 되든 혈압약을 복용하지 않은 사람의 자립도가 더 높게 나타났습니다. 혈압이 180mmHg일 경우 복용자의 자립도는 30%였고 미복용자의 자립도는 50%였습니다. 그러나 120mmHg 이하의 경우 복용자의 자립도는 30%에 불과한 데 반해 미복용자의 자립도는 무려 80%였습니다. 그러니까 혈압이 어떤 상황이든 혈압약을 먹는 사람에 비해 아무런 약을 먹지 않은 사람들의 자립도가 월등히 좋았다는 말입니다. 의사 중에는 혈압이 낮을수록 좋다고 생각하는 사람들이 많습니다. 약을 먹어서 혈압을 100 이하까지 끌어 내려야 한다는 의사도 있는데 이는 참으로 어처구니없는 일입니다.

1960년대까지만 해도 혈압의 기준치는 나이+90이었습니다.

의대 교과서에도 그렇게 적혀있었습니다. 그러니까 나이 60이면 기준치가 150이고 80이면 170이 되는 셈입니다. 나이를 먹으면 혈압도 함께 오른다는 것은 의학의 기본적인 상식입니다. 그런데 10대나 80대나 같은 기준을 적용하는 것은 비상식적인 일입니다. 왜 이런 일이 발생하는 것일까요? 바로 돈 때문입니다. 나이별로 기준치를 설정하기보다 일괄적으로 적용하는 것이 환자 수를 늘리기 때문입니다. 기준치를 낮게 설정할수록 제약회사와 병원의 수입이 늘어나기 때문입니다.

심장에서 내보낸 혈액은 불과 25초 만에 온몸을 순환합니다. 혈액이 흐르는 속도는 시속 약 216km입니다. 혈액은 고속철 수준의 엄청난 속도로 몸속의 혈관을 달리고 있는 셈입니다. 일본의 혈압 기준치는 180 ➜ 160 ➜ 140 ➜ 130 ➜ 120으로 점점 내려갔습니다. 그때마다 1,000만 명 단위로 환자가 늘어갑니다. 그때마다 병원과 제약회사의 수입 또한 기하급수적으로 늘어납니다. '혈압은 언제나 옳다'고 생각하시면 정답입니다. 그것은 자동으로 변속하는 자동차 기어처럼 자동으로 알아서 바뀐다고 생각하면 됩니다.

혈압이 올라가는 것은 살기 위한 몸의 반응입니다. 노인요양원에서 갑자기 쓰러지는 분들이 가끔 생깁니다. 그럴 때마다 혈압을 재면 180 정도 높게 나오는데 그럴 때마다 저는 안도의 한숨을 쉽니다. 혈압이 노인의 몸을 살려냈기 때문입니다. 문제는 혈압이 낮은 상태입니다. 몸에 땀이 나고 안색이 창백해지며 의식 장애가 발생하면 혈압이 50 이하로 떨어집니다. 자칫하면 죽음에 이를 수 있는데 죽을 때 혈압은 제로(0)가 됩니다. 이것은 무슨 뜻일까요? 고혈압은 질병이 아니라 인간이 스스로 살아내려는 안간힘이며 자연 치료의 과정이라는 말입니다.

일본에서는 불과 10년 전까지만 해도 혈압이 140 정도면 아주 적당하다고 의사가 얘기했었습니다. 환자도 고맙다고 인사하며 병원문을 나섰습니다. 그런데 얼마 전 이 상한선이 130으로 낮아졌고 지금은 120으로 바뀌었습니다. 병원 산업과 제약회사의 끈질긴 투쟁(?)을 통한 결과입니다. 앞으로 100으로 바뀔지도 모를 일입니다. 혈압 수치가 10 정도 낮아지면 고혈압 환자는 1,000만 명이 늘어난다는데, 이렇게 겁을 주면 모든 일본인이 고혈압 환자가 될 것이고 모두 혈압약을 입에 달고 살게 될 것입니다. 제약회사와 병원은 앉아서 돈을 벌게 되니 환호성을 올릴 것입니다. 이 상한선은 누가 만드는 것인가요? 제약회사와 병원이 아니라면 정답이 없는 셈입니다.

혈압이 높다는 것은 낮은 혈압으로는 생명을 유지하기 힘들기 때문에 혈압을 높여 당신을 살리기 위해서입니다. 계속 강조합니다. 혈관에 쌓인 노폐물과 찌꺼기를 청소하기 위해서는 좀 더 강한 압력이 필요합니다. 가령 강물에 쓰레기가 쌓여 있다면 비가 와서 강물의 센 압력으로 쓰레기를 청소해서 바다로 보내야 하지 않겠습니까? 자연의 입장으로 보면 그것은 자정작용이고 인간의 입장으로 보면 그것은 자연치유의 과정일 뿐이라는 말입니다.

백신은 러시안룰렛
게임처럼 위험하다.

2009년도에 세계적으로 신종 인플루엔자 공포에 시달리던 때가 있었습니다. 당시 백신이 동이 나 충분히 확보하지 못해 우선순위에 따라 예방접종이 이루어졌습니다. 백신을 맞아두면 인플루엔자 바이러스가 몸속으로 들어오지 못한다는 소문에 예방접종을 받지 못한 사람들로 아우성을 치던 시절입니다.

그 당시 일본경제신문 1면을 장식한 '신종플루 백신 접종에 대하여'라는 홍보문을 소개합니다. 거기 적힌 내용을 보면 백신 접종의 효과에 대해 '병세가 악화나 사망을 예방하는 데에는 어느 정도 효과가 기대되지만, 감염을 막는 효과는 증명된 바 없고 접종했다고 해서 감염되지 않는 것은 아니다'라고 되어 있습니다. 그러니까 백신을 맞아도 인플루엔자에 걸릴 뿐만 아니라 남에게 옮길 수도 있다는 뜻입니다. 접종을 받아도 걸리고 안 받아도 걸린다면 예방주사는 도대체 왜 필요하단 말인가요?

그 무렵 실제로 예방접종을 실시한 어느 노인요양원에서 사망자들이 무더기로 발생했습니다. 그런데 어쩐 일인지 매스컴은 이 일에 대해서 특별히 언급하지 않았습니다. 사람이 죽고 백신의 한계가 여실히 드러난 엄청난 사건인데도 언론과 정부는 침묵했다는 말입니다. 언론은 제약회사의 광고를 먹고 살기 때문에 어쩔 수가 없습니다. 정부는 자신의 책임을 들추고 싶지 않기 때문에 숨길 수밖에 없습니다. 결국 피해는 접종을 받은 당신에게 고스란히 돌아갈 수밖에 없습니다.

대부분 나이가 들수록, 혹은 오랜 지병이 있거나 면역억제제 같은 특수한 약물을 복용할수록, 백신에 반응하는 힘이 약해집니다. 결국 예방접종의 효력이란 백신이 직접 작용해서가 아니라 접종받은 사람의 몸이 얼마만큼 백신에 반응하여 항체라는 저항 세력을 만들어낼 수 있느냐에 달린 것입니다. '완전한 예방'이란 말을 의심할 수밖에 없는 또 하나의 중요한 이유가 있습니다.

인플루엔자 바이러스는 코나 목의 점막을 통해 들어오기 때문입니다. 백신을 맞더라도 항체가 생성되는 곳은 혈액 속이지 코나 목의 점막이 아닙니다. 무슨 말이냐 하면, 예방접종을 한다고 해서 바이러스가 못 들어오게 막을 수 있는 것은 절대 아니라는 뜻입니다. 강도를 예로 들어보겠습니다. 예방이란, 강도가 들어오지 못하게 하거나 들어오면 문밖에서 격퇴하는 것입니다. 현관을 지나 집 안에 다 들어온 뒤에 강도와 싸우면 부상을 입게 되고 죽을 수도 있다는 말입니다.

게다가 현재 백신은 인플루엔자의 입자 전체를 사용하는 것이 아니라(전체 입자를 사용하면 부작용이 크다), 두 개의 돌기 중 하나(HA)를 떼어 항원으로 사용하는 것이 일반적입니다. 그러다 보니 '진짜배기 바이러스가 침입했을 때 과연 물리칠 수 있을까?' 하는 의문이 남게 됩니다. 당시 신종플루 예방접종 뒤에 사망자가 속출하면서 불안감을 더욱 키워 사회적 이슈가 되었습니다. '100% 안전하지는 않다'라는 제약회사나 정부 입장에서 보면 대수롭지 않을 수도 있습니다. 그러나 죽을 수도 있는 접종자들에게는 100% 안전해야만 하는 것이 당연합니다.

러시안룰렛Russian Roulette이라는 게임이 있습니다. 권총 속 6개의 실린더 중 하나에만 총알을 넣고 탄창을 돌린 후, 참가자들이 각자의 머리에 총을 겨누고 방아쇠를 당기는 게임입니다. 만일 당신에게 총알이 발사되지 않아서 죽지 않으면 10억 원을 받는다고 칩시다. 돈을 받을 확률은 5/6(83%)이고 사망할 확률은 1/6(약 17%)입니다. 자, 당신은 게임에 참여하겠습니까? 저라면 게임장을 떠난 다음 마이크를 들고 사람들에게 '죽음의 게임'이라고 소리칠 것입니다.

2011년의 일입니다. 일본에서는 세균성 수막염을 예방하는 소아 폐렴구균 백신, 즉 b형 헤모필루스 인플루엔자균Haemophilus influenza type b을 동시에 접종한 영유아 7명이 잇따라 숨지는 사건이 발생했습니다. 이 예방접종은 백신 후진국의 오명을 벗자는 취지에서 요란한 선전과 함께 정부에서 엄청난 국비를 들여 도입한 것이었습니다. 사망자가 발생하자 잠시 보류되었지만, 인과관계가 성립하지 않는다는 이유로 다시 접종이 시작되었습니다.

그런데 기록에 의하면 2007년부터 2009년까지 3년 동안 세균성 수막염으로 사망한 0~4세 영유아는 연평균 11.7명으로 밝혀졌습니다. 수막염으로 목숨을 잃은 영유아가 3년간 평균 11.7 명인데, 수막염을 예방하는 백신을 접종한 뒤에 목숨을 잃은 영유아가 7명입니다. 이 숫자는 과연 무엇을 뜻하는 것일까요? 과연 이 통계를 어떻게 해석해야 할까요? 예방접종은 과연 반드시 해야 하는 것일까요? 아마 세균성 수막염으로 아이를 잃은 부모는 '예방접종만 했더라면…' 하고 비통해했을 것이고, 예방접종 뒤 아이를 잃은 부모는 '주사를 맞히지 말아야 했어' 하고 후회했을 것입니다.

사망자가 나오는 동안에도 매스컴은 광고를 통해 막대한 돈을 벌고, 제약회사는 백신을 판매해서 천문학적인 돈을 법니다. 백신접종은 러시안룰렛과 같은 '죽음을 담보로 한 도박'이라는 말 외에는 마땅한 표현이 떠 오르지 않습니다.

몸은 벌써
치료법을 알고 있다.

몸은 어떻게 스스로 치유할까요? 가장 흔한 감기를 예로 들어 보겠습니다. 감기의 원인은 대부분 바이러스입니다. 바이러스는 공기가 건조할수록 활발하게 활동합니다. 겨울철에 감기가 잦은 것도 바로 이 때문입니다. 바이러스가 침투하면 백혈구와 같이 면역을 담당하는 세포가 달려들어 퇴치합니다. 기침이나 재채기를 해대며 밖으로 쫓아내거나, 콧물을 분비해 바이러스가 점막에 붙으려는 것을 방어합니다.

감기에 걸리면 또한 몸에서 열이 납니다. 우리 몸은 왜 열을 내는 것일까요? 체온이 올라가면 바이러스와의 전쟁은 순식간에 몸 쪽이 유리하게 바뀝니다. 바이러스는 온도가 높을수록 공격력이 약해지는 데 비해, 백혈구 같은 면역세포는 체온이 올라갈수록 움직임이 활발해지기 때문입니다.

어린이가 고열을 내는 것은 면역세포가 건강하기 때문입니다. 그런데 노인의 경우 미열만 계속되고 감기는 좀처럼 낫지 않습니다. 나이가 들수록 면역력이 떨어지기 때문입니다. 바이러스가 열을 내서 몸을 괴롭히는 것이 아닙니다. 바이러스와 싸우기 위해 몸이 스스로 체온을 높이는 것이라는 인식의 전환이 필요합니다.

치료의 근본은 자연치유력을 조장하고 강화하는 데에 있다는 것이, 수십 년 이 업계에 몸을 담고 있는 저의 확고한 철학입니다. 여기에는 '자연치유의 3원칙'이 있습니다.

첫째, 자연치유를 방해하지 말아야 한다.

둘째, 자연치유를 방해하는 요인을 제거해야 한다.

셋째, 자연치유력이 약해지면 다시 활성화해야 한다.

저는 이 세 가지 원칙을 늘 확인하고 몸소 실천해 오고 있습니다. 고백하지만 의사인 저는 한 번도 해열제나 진통제 따위를 사용해 본 적이 없습니다. 물론 아파봤자 두통이나 치통, 그리고 허리통증 정도였습니다. 위나 장에 구멍이 난다든지 하는 일도 없었으니, 행운도 꽤 따라준 셈입니다. 또 검사 때문에 어쩔 수 없이 혈관에 바늘을 꽂아 피를 뽑은 적은 있지만 링거주사 같은 약물을 몸 안에 주입한 경험도 전혀 없습니다. 이런 식으로 건강을 유지해 온 나 자신의 경험에 비추어 치료의 3원칙에 대해 좀 더 자세히 설명해 보겠습니다.

첫째, 자연치유를 방해하지 말아야 한다.

제가 도와엔同和園이라는 노인요양원에서 일할 때의 일입니다. 어느 날 치매 노인이 쓰러지면서 고관절(엉덩이관절)이 부러져 대학병원에 입원한 적이 있었습니다. 그런데 발목 깁스를 하고 장기간 고정해 두었더니 아킬레스건 위쪽 피부가 파손되기 시작했습니다. 제게 신뢰감을 가지고 있던 가족들이 노인을 퇴원시켜 곧장 저에게 다시 데려왔습니다.

"글쎄 병원에서 담당 의사가 피부를 이식해야 한다더군요. 그게 말이나 됩니까?"

저는 비닐 랩을 씌우는 랩 요법을 시도하기로 했습니다. 그러자 끈적끈적한 액체가 대량으로 나오면서 멀쩡한 피부가 짓무르기 시작했습니다. 그래서 다음에는 랩에 구멍을 뚫어 넘치는 액체를 수건으로 빨아냈습니다. 그렇게 5개월 정도 지나서 거의 완치할 수 있었습니다. 대학병원에서 피부를 이식해야 한다고 했던 깊은 상처가, 약 하나 쓰지 않고 원래 상태로 회복된 것입니다. 앞서 언급한 존 맥두걸 박사의 자가 치유 실례와 다르지 않았습니다. 인체는 신비로우며 스스로 치유하는 구조가 완벽하게 갖추어져 있음을 실감한 귀중한 체험이었습니다. 그리고 인체의 치유력이 잘 발휘될 수 있도록 돕는 것이 의사의 역할이라는 사실도 새삼 절감하게 되었습니다.

개나 고양이를 키우는 사람이라면 녀석들이 아플 때 가만히 웅크린 채 꼼짝도 안 한다는 사실을 당신도 잘 알고 있을 것입니다. 그런데 당신은 어떤가요? 진통제를 먹어가며 억지로 몸을 움직이려 합니다. 예를 들어 발열의 경우 대부분 열이 나면 큰일났다 싶어 무조건 열을 내릴 생각만 합니다. 행여 고열 때문에 머리가 이상해지지 않을까 난리법석을 떨기도 한다. 그러나 열이 높다고 병이 더심해지는 사례를 저는 한 번도 경험하지 못했습니다. 물론 열이 낮다고 병이 대수롭지 않은 것은 아닙니다.

세균이나 바이러스 감염됐을 때 열이 발생하는 것은 몸이 외부의 적을 빨리 물리쳐 얼른 나으려는 자연적인 반응입니다. 그런데 이때 해열제를 써서 인위적으로 열을 내린다면 오히려 몸의 활동을 방해하게 되고 또 그 때문에 치유가 더 늦어집니다. 발열은 질병의 원인이 아니라 질병의 결과이자 치료반응입니다. 다만 체질적으로 열에 약한 사람이라면 치유가 다소 늦어질 것을 각오한 뒤에 해열제를 쓸 수도 있습니다. 앞서 말했듯이 발열은 몸에 열을 올려 바이러스를 퇴출하려는 자연스러운 치유반응입니다. 당연히 기침 또한 몸 안의 바이러스를 밖으로 퇴출하려는 치유반응입니다.

　제가 노인요양원에서 일을 시작할 즈음 어느 노인 한 분이 미열과 함께 가벼운 기침 증세를 보인 적이 있었습니다. 감기쯤으로 여겼는데 갑자기 의식 장애를 일으키는 바람에 부랴부랴 근처의 병원으로 옮겼습니다. 진단 결과 폐렴이었습니다. 노인은 젊은 사람과 달리 국소 증상(신체의 특정 부위에서 일어나는 통증이나 출혈 등)이 별로 없습니다. 그 쓰라린 경험 이후로 사람들을 관찰할 때 몸이 늘어지고 생기가 없거나, 의식을 거의 잃은 수면 상태에 가까운 혼미한 상태를 보인다 싶으면 각별히 신경을 쓰게 되었습니다.

　발열과 마찬가지로 콧물이나 기침·구토·설사 등의 증세도 치유를 향한 신체의 정상적인 반응으로 볼 수 있습니다. 콧물은 바이러스나 세균과 꽃가루 같은 이물질, 그리고 몸 안에 생긴 염증의 노폐물을 몸 밖으로 씻어 내보내는 작용입니다. 기침 역시 이물질이나 염증의 노폐물인 가래를 배출하여 기도를 정화하는 작용을 합니다. 구토나 설사도 몸 안에 들어온 나쁜 것들을 빨리 몸 밖으로 내보내려는 작용입니다. 당신이 독소가 함유된 음식물을 먹으면 몸이 눈치채서 재빨리 밖으로 배출하게 됩니다. 그것이 구토입니다. 위장으로 들어가면 더 위험해지기 때문입니다. 그런데 그래도 덜 위험한(?) 것들은 항문을 통해 재빨리 배출하는데 그것이 바로 설사입니다.

이 모든 현상은 원인이 아니라 결과이기 때문에 억지로 멈추려 하면 오히려 몸에 좋지 않습니다. 독극물이 들어와서 몸이 밖으로 배출(구토)하려는데 당신이 진정제나 소화제를 먹는다면 어떻게 될까요? 독극물이 들어와서 소화를 못 시키고 설사를 하려는데 설사를 멈추는 지사제를 먹는다면 어떻게 될까요? 잠깐 몸이 편해질 뿐 독극물은 당신의 혈액을 통해 이곳저곳으로 침투하게 됩니다. 단지 너무 잦은 구토나 설사는 탈수증세를 유발하므로 수분 보충에 신경을 써야 합니다. 그러나 구토와 설사를 하게 되면 몸이 알아서(목마르게 만들어서) 물을 마시게 합니다. 억지로 하지 마시고 몸의 소리를 듣고 몸의 명령에 따르시면 됩니다.

통증도 암과 같이 견디기 힘든 통증이 아니라면 억지로 가라앉히려 해서는 안 됩니다. 특히 팔다리나 허리 등을 움직일 때 일어나는 통증은, 움직이지 말아 달라는 몸의 비명이자 경고입니다. 당신은 마땅히 몸의 신호에 따라야 합니다. 예를 들어 손이 가시에 닿으면 누구나 반사적으로 손을 뒤로 빼게 마련입니다. 예를 들어 뜨거운 물에 손이 닿으면 '앗 뜨거워'하면서 손을 빼게 됩니다. 그런데 손끝이 마비된 사람이라면 어떻게 될까요? 통증을 느끼지 못하기 때문에 더 큰 상처를 입게 됩니다. 이처럼 통증은 우리 몸을 지켜내기 위한 신호입니다. 도둑이나 강도가 아니라 몸을 지켜주는 경찰과 군인이라는 말입니다.

소독약도 마찬가지입니다. 다쳐서 상처가 나면 끈적끈적한 투명 액체(진물, 림프액)가 나오는데, 예전에는 상처를 소독한 뒤 그 림프액을 거즈로 빨아들였습니다. 그러나 양심적인 과학자들은 그 액체가 우리 몸의 독소와 노폐물을 녹여서 제거하는 림프액이라는 사실을 밝혀냈습니다. 우리 몸에는 약 5리터의 혈액이 있습니다. 그런데 림프액은 이보다 3배 많은 15리터입니다. 몸을 순환시키는 혈액도 중요합니다. 그러나 독소와 노폐물이 가득 쌓이면 사망에 이릅니다. 그래서 경찰과 군대(림프액)가 상주하면서 당신의 몸을 지켜줍니다. 소화제나 지사제에 의지하지 마시고 신(자연)의 창조물인 림프액을 믿으시길 바랍니다.

또한 제약회사의 지원을 받지 않는 양심적인 과학자들은, 상처를 약물로 소독하는 것 자체가 오히려 피부 조직을 해친다는 사실을 밝혀냈습니다. 양심적인 의사들은 세척요법과 습윤요법을 강조합니다. 쉽게 말해 상처가 생기면 소독하거나 말리지 않고 깨끗이 씻은 뒤(세척요법) 그냥 젖은 채 놔두는 습윤요법을 강조합니다. 수십 년 동안 옆에서 환자들을 지켜본 저로서도 적극 동의합니다.

둘째, 자연치유를 방해하는 요인을 제거해야 한다.

가끔 방송을 보면 몸속에 쇠붙이가 들어간 줄도 모르고 몇십 년을 살다가 우연히 검사를 통해 이를 발견하는 경우가 있습니다. 멀쩡하게 잘살고 있다가 그것을 확인하는 순간 당사자는 고통스럽게 살게 됩니다. 이처럼 우리 몸은 그 이물질도 녹이고 품을 만큼 엄청난 힘이 있다는 사실을 말씀드립니다. 수술로 빼내지 말라는 말이 아닙니다. 빼내지 않으면 정신병에 걸릴 수도 있기 때문입니다. 집안에 말벌이 들어와 집을 짓고 살고 있는데 맘 편히 살 수 있는 사람이 얼마나 되겠습니까?

총알이나 가시와 같은 이물질이 몸 안에 깊숙이 들어갔다거나 커다란 고름 덩어리가 고여 있는 경우에는 인체의 자연치유가 어렵습니다. 이때 자연치유력을 충분히 발휘하게 하려면 이물질을 제거하거나 절개하여 빼내는 작업이 필요하다는 점을 말씀드립니다.

셋째, 자연치유력이 약해지면 다시 활성화해야 한다.

가령 영양이 불량한 상태에서 결핵이 발견된 경우, 아무리 값비싼 결핵약을 써도 좋아질 수 없습니다. 이때는 자연치유를 한다고 내버려두어서는 안 됩니다. 자연치유력을 끌어올리기 위해서 우선 영양 상태부터 개선해야 합니다.

약으로 증상을 억제할수록
진짜 치유는 늦어진다.

지금까지 설명한 것처럼 질병이나 상처를 치유하는 1등 공신은, 원래 당신 자신에게 갖춰져 있는 회복력과 체내환경을 일정하게 유지하려는 항상성Homeostasis인데 이것이 바로 면역력, 즉 자연치유력입니다. 그리고 자연치유력 옆에서 도우미 역할을 하는 방법을 '치료'라고 합니다. 의료산업에서는 보통 항생제 처방과 같이 원인에 직접 적용하는 원인요법, 인슐린 투여와 같은 보충요법, 약물로 증상을 누그러뜨리는 대증요법, 등 세 가지로 치료 방법을 분류합니다.

그런데 현대의 거의 모든 의사와 병원은 환자에게 대증요법對症療法을 주로 사용합니다. 글자 그대로 원인이 아니라 증상症에 대해서^對만 실시하는 요법이라는 말입니다. 증상을 누그러뜨리거나 고통을 줄여주는 것이 대증요법의 주목적입니다. 즉, 증상이나 고통 때문에 심신이 불안정하거나 식욕이 극단적으로 떨어지면 그만큼 자연치유력에 영향을 미치므로 이를 방지하는 의미에서 소극적으로 치유를 촉진하는 것입니다. 따라서 식욕도 떨어지지 않고 고통도 참을 수 있는 수준이거나 심신의 안정도 그다지 방해받지 않는 상황이라면 전혀 필요하지 않습니다.

앞서 말했듯이 신체에 나타나는 이런저런 증상은 몸이 원래 상태로 회복하려는 자연스러운 반응이므로 이를 억제하면 할수록 치유가 늦어지기 마련입니다. 따라서 대증요법을 받기 전에(주사를 맞고 약물을 먹기 전에) 먼저 이익과 불이익을 저울질해서 신중하게 판단해야 합니다. 콧물이나 기침 정도의 사소한 증상까지도 억제하려 하는 것은 이익이 아니라 불이익에 해당합니다. 저는 원인요법이든 보충요법이든 대증요법이든 모두 치료를 위한 진정한 행위가 아니라고 주장합니다. 약물로 증상을 억제하면 할수록 자연치유력은 계속 떨어지기 때문입니다.

연명치료는 자연사를 향한
학대와 같다.

이제 죽음에 관한 이야기를 시작해야 할 때가 왔습니다. 저는 사실 인간의 편안한 죽음에 대해 말하려고 이 책을 쓰고 있습니다. 아프리카 대초원에서 자기 몫의 삶을 모두 마감한 뒤 마치 나뭇잎이 떨어지듯이 툭 쓰러져 죽는 사자를 생각해 봅니다. 죽을 때 무리와 떨어져 외진 곳으로 가 조용히 자기 부모인 대지 위에 몸을 누이는 코끼리를 생각해 봅니다. 지구상의 모든 동물은 이처럼 정해진 때가 되면 자연스럽게 생을 마무리하도록 설계되어 있습니다. 인간도 절대 예외일 수 없습니다. '자연스럽게 죽는 것'은 자연의 법칙입니다. 그것을 일컬어 우리는 자연사自然死 또는 평온사平穩死라고 부릅니다.

자연사란 죽는 순간에 그 어떤 약물이나 의료 장치를 사용하지 않은 상태에서 기분 좋고 편안하게 하늘나라로 간다는 뜻입니다. 인간을 창조한 신(자연)은 절대 우리를 가혹하고 고통스럽게 보내지 않도록 설계하고 창조했다는 사실을 분명히 밝혀둡니다. 우리 조상들은 모두 이렇게 지상에서의 행복한 삶을 '무사히' 마무리했습니다.

그런데 언제부터인가(약 1950년대부터) 죽을 때가 되면 모두 당연하다는 듯이 병원을 찾기 시작했습니다. 그리고 온갖 방법을 동원해서 목숨을 하루라도 연장하는 것이 의사와 병원의 사명처럼 되어버리고 말았습니다. 죽음은 멈추게 할 수도 없고 되돌릴 수도 없습니다. 그런데 어리석은 인간은 기를 쓰고 '죽어가는 과정'을 멈추기 위해 온갖 고통스러운 의료 장비로 몸을 칭칭 감고 알 수 없는 이름의 값비싼 약물을 투여합니다. 환자들과 가족은 고통과 가난에 시달리는 착취의 현장을 피할 수 없게 되었습니다. 평생 환자들과 함께 살아온 의사로서 그 현장은 처절한 전쟁터와 다름없었습니다.

의학적 치료에는 항상 관성의 법칙이 적용됩니다. 그러니까 한 방향(치료)으로 나아가려는 속성이 있습니다. 가령 복통을 호소하는 환자의 경우, 장폐색으로 대장의 파열과 심장마비와 패혈증성 쇼크, 그리고 신부전이 오기 십상입니다. 그러면 외과 의사는 인공 항문을 내기 위한 긴급 수술을 하게 되고 심장전문의는 스텐트를 삽입해서 좁아진 관상동맥을 열게 됩니다. 그다음 신장 투석 및 산소호흡기 등의 단계를 거치는데 그래도 호전되지 않으면 패혈증성 쇼크로 인해 호흡부전이 계속됩니다. 이때는 인공 항문을 내느라 생긴 상처를 통해 장의 내용물이 새어나옵니다. 상처를 아물게 하려면 하루에 두 번씩 드레싱을 갈아 주고 씻어 줘야 합니다. 먹을 수 없어서 기관절개술을 받아야 하고 신장 기능의 이상으로 평생 신장투석기에 매달려 지내는 인생으로 전락하게 됩니다.

이것이 바로 수백수천만 번 반복되는 현대 의료의 비극입니다. 혈관에 화학약품을 투여하고, 목구멍에 관을 삽입하고, 살에 수술로 꿰맨 자국을 가진 상태에서 죽음으로 향하게 됩니다. 그것이 당신의 삶을 단축시키고 삶의 질을 악화시킨다는 생각은 거의 하지 못합니다. 그리고 의사들이 '이제 더 이상 치료법이 소용없다'라고 말할 때까지 기다려야 한다고 생각합니다. 당신의 선택은 항상 의사의 선택과 동일합니다. 병원 시스템과 의사의 명령에 복종하는 '실험실의 쥐'가 된다는 말입니다.

일반적으로 한 나라의 경제가 성장하면 의학도 세 단계를 거쳐 발전합니다. 첫 번째, 빈곤한 나라의 사람들은 대부분 집에서 죽음을 맞이하는 후진국형입니다. 전문적인 진단과 치료를 받을 수 없기 때문입니다. 두 번째, 국민소득이 늘어남에 따라 의료서비스가 더 널리 퍼지면서 자주 병원을 찾게 되는데, 집보다 병원에서 임종하는 경우가 많아지는 중진국형입니다. 세 번째, 즉 한 나라의 소득과 정신연령이 높아져 선진국형으로 진입하면, 사람들은 삶의 질을 생각하게 되면서 다시 집에서 임종하는 경우가 늘어납니다. 일본의 경우 소득은 선진국형이지만 정신연령은 아직 중진국형에 불과하다고 말할 수 있겠습니다.

미국의 경우는 그래도 선진국형입니다. 1950년대 이전까지만 해도 집에서 임종하는 경우가 과반수를 차지했던 것이 1980년대 말에는 17%에 그쳤다가, 2010년에는 미국인 사망자의 절반 정도가 요양원이나 호스피스 서비스를 받다가 임종한 것으로 집계되었습니다. 이는 유럽의 선진국과 비슷한 비율입니다.

더 이상 먹을 수 없게 된 노인에게는 콧속으로 튜브를 삽입해 위까지 연결하는 비강영양법鼻腔營養法, 위에 구멍을 뚫어 직접 관을 삽입하여 식사를 돕는 위루술胃瘻術이 즉각 시행됩니다. 탈수증세가 일어나면 링거주사로 수분을 계속 넣어 주기 바쁩니다. 빈혈에는 수혈을, 소변이 나오지 않으면 이뇨제를, 혈압이 떨어지면 승압제를 사용합니다. 그러나 이 모든 잔인한 행위는 결국 자연이 마련해 준 최후의 선물인 자연사를 방해합니다. 즉 불안도 두려움도 적막감도 느껴지지 않는 행복한 분위기 속에서 낙엽처럼 하늘하늘 죽어갈 수 있는 그 평온사의 마지막 과정을 완전히 파괴하는 것이나 다름이 없습니다.

2011년 2월, 일본 노년의학회에서 '스스로 음식물을 섭취하지 못하는 85세의 알츠하이머 말기 환자를 어떻게 조치할 것인가'라는 질문으로 의사들을 대상으로 조사한 바 있습니다. 설문에 응한 1,554명의 의사 가운데 '모든 것을 삼가고 아무 조치도 하지 않겠다'라는 사람은 10%에 불과했습니다. 위루술 21%, 비강영양법 13%였고, 수액주사는 51%로 과반수를 차지했습니다. 이때 수액주사의 경우 '의학적으로 필요하다'라는 의견이 놀랍게도 38%나 되었습니다. 전문가인 의사들의 인식조차 이 정도에 머물러 있는 것입니다.

식물도 수명이 있습니다. 다 죽어가는 식물에 비료를 줘야 할까요? 비료를 준다 해도 어차피 흡수하지 못하기 때문에 시들어 죽습니다. 그런데 동물(인간)은 수명이 다하면 저절로 입을 닫습니다. 몸속에 남아 있는 수분을 조금씩 사용해 삶의 마지막을 조용히 마감합니다. 그런데 여기에서 기발한 방법을 고안해 냅니다. 코에 호스를 꽂거나 배에 구멍을 뚫어 영양분을 공급하는 방식이 바로 그것입니다. 자연사의 아름다운 과정에 수명연장이라는 아름다운 단어로 통장의 잔고를 털어갑니다. 죽어가는 사람에게는 큰 고통과 비참함을 안겨주는 짓입니다. 얼마 전 동년배의 장의사가 제게 이런 말을 했습니다.

"옛날엔 노인들이 집에서 바짝 시든 상태로 죽었기 때문에 작업이 수월했지. 그런데 요즘처럼 병원에서 죽은 시신은 무거워서 너무 힘이 들어."

마지막 순간까지 링거를 맞고 물을 보충하기 때문에 이른바 '익사 상태'가 되었으니 당연히 무거울 수밖에 없습니다. 그렇다면 노인이 인생을 거의 마무리하고 비로소 시들어가는 시기를 과연 정확하게 판단할 수 있을까, 하는 의문이 생깁니다. 시들어가는 것처럼 보여도 '비료'를 주면 아주 잠깐 회복하는 경우가 간혹 있어서 이 시기를 예측하기란 매우 어렵습니다. 그러나 저처럼 자연사하는 노인들을 많이 접하다 보면 저절로 알게 됩니다.

요즘은 병원이나 여타 의료시설에서 영양장애를 개선하고자 의사 · 간호사 · 약사 · 영양사 등 다양한 직종이 모여 영양지원팀을 만드는 등 환자의 영양 개선에 힘쓰고 있습니다. 이때 사용하는 평가 방법 가운데 특히 포괄적 평가법SGA을 사용합니다. 식사량이 줄어 그 결과로 체중 감소(1개월에 5% 이상 3개월에 7.5% 이상 6개월에 10% 이상)가 나타나며, 걸을 수 있는 상태였다가 더 이상 걷지 못하게 되거나, 설 수 있던 상태에서 서지 못하게 되거나, 멀쩡히 앉아 있던 상태에서 자주 몸이 기울어지는 등 일상생활 동작에 장애가 나타나는 일 등을 점검합니다. 이 방법은 혈액검사 등과 같은 객관적 데이터 평가법^{ODA}에 비해 좀 더 간편하고 쉽다는 이점이 있습니다.

저는 자연사를 존중하고 그것이 가장 자연스러운 과정이라고 확신합니다. 그러나 현실적으로 그것을 가족들에게 권하기는 참으로 힘듭니다. 오히려 '시들기 시작했다'라고 여겨지는 시점에서 가족들에게 '요즘은 위루술(비록 권하고 싶진 않지만)이라는 연명 장치가 있으니, 가족들이 잘 상의해서 결정하십시오'라고 말합니다. 왜냐하면 나중에 가족들로부터 '그렇게 좋은 방법이 있는데 왜 알려주지 않았느냐?'라는 원망과 질책을 듣는 등 불쾌한 소송에 휘말릴 수도 있기 때문입니다.

그런 까닭에 저는 이제껏 자연사를 강요하거나 유도한 적은 한 번도 없으며, 가족들이 위루술을 희망하면 잠자코 소개장을 써 주고 병원을 소개해 줍니다. 저도 어쩔 수 없는 의사이기 때문입니다. 그럴 때면 고통 없이 편안한 죽음을 맞이하지 못하는 노인에 대해 애석한 마음을 애써 누릅니다.

다음에 나오는 〈표1〉은 제가 일하는 노인요양원에서의 자연사 상황을 정리한 것입니다. 그곳에서 돌아가신 분 모두 무척 평온한 모습이었다는 것만은 의사의 양심을 걸고 자신있게 말씀드릴 수 있습니다.

〈표1〉도와엔同和園 노인요양원의 자연사 현황

	특별 요양원 (정원 288명)	일반 요양원 (정원 90명)	암으로 인한 사망
2003년	46명	1명	5명
2004년	45명	4명	2명
2005년	28명	6명	5명
2006년	48명	8명	5명
2007년	36명	8명	5명
2008년	57명	4명	15명
2009년	43명	4명	7명
2010년	53명	7명	8명
합계	356명	42명	52명

고문인가
간호인가?

간호도 고문이라고 말하면 사람들은 갸우뚱합니다. 죽음을 준비하는 사람을 힘들게 하는 것은 잔인한 의료시스템만이 아닙니다. 간호가 때론 '고문'이 되기도 합니다. 더구나 좋은 간호를 펼친다고 자부하는 요양원에서 더욱 일어나기 쉽습니다. 왜냐하면 '의료인이 할 수 있는 일은 무엇이든 다 시도하는 것이 사명'이라고 여기는 그릇된 신념 때문입니다. 원래 덮어놓고 믿는 신념. 즉 맹신盲信이 더 무서운 법입니다.

80~90세 고령자의 경우, 그들이 두려워하는 것은 죽음이 아니라고 말합니다. 죽음에 이르기 전에 일어나는 일들, 즉 청력과 기억력, 그리고 지금까지 살아왔던 생활 방식을 잃는 것이 두렵다고 말

합니다. 노인은 평생 유지해 온 삶에 대한 주도권을 여전히 갖고 싶어 한다는 사실을 간호하는 분들은 항상 명심하면서 간호에 임해야 합니다.

저는 노인요양원에 근무하면서 나름대로 철칙을 세웠는데요. 첫째, '나는 자연사의 평온한 흐름을 방해하지 않겠다'라는 것이며 둘째, '나는 노인의 죽음을 비참하게 하는 고통을 안기지 않겠다'라는 것입니다. 저의 이러한 원칙은 간호에도 똑같이 적용됩니다.

죽음이 닥쳐오면 당연히 식욕이 떨어지기 시작하는데, 이때 가족들은 애써 칼로리가 높은 음식을 먹이려고 합니다. 그런데 소량에 고칼로리의 경우는 지방 함유량이 많고 기름진 음식입니다. 건강한 사람도 식욕이 없을 때는 기름진 음식을 삼가는 게 일반적입니다. 하물며 죽어가는 환자의 입에 밀어 넣는다면 어떻게 될까요? 심지가 약한 노인들은 간병인이 옆에 딱 붙어 앉아 한 술 한 술 밀어 넣어 주는 대로 꾹 참고 삼키는 수밖에 없습니다. 그 결과는 불보듯 뻔합니다. 결국 토하고 맙니다. 저는 이런 상황을 수도 없이 옆에서 지켜봤기 때문에 자신있게 말할 수 있습니다.

조금이라도 칼로리가 높은 음식을 먹이려는 따뜻한 배려가 의외로 환자에게 심한 고통을 안기게 되는 셈입니다. 한편 가족들은 이 시기가 되면 "예전에는 입에 당기는 음식을 힘들이지 않고 드셨는데"라며 안타깝게 생각합니다. 그래서 제가 "무리하지 않는 편이 좋지 않을까요?" 하고 의견을 말하면 간병인의 눈이 휘둥그레집니다. 영양 균형이나 칼로리 따위에 신경을 써야 할 시기는 애당초 지났다는 사실을 인정하는 것은 매우 힘듭니다. '먹어야 산다'라는 통념을 없애기가 어렵다는 사실을 저도 이해합니다.

죽음이 임박하면 체력도 바닥이 납니다. 의자에 제대로 앉기조차 어렵습니다. 따라서 식사를 도울 때는 등판의 각도를 조정할 수 있는 의자를 사용해야 합니다. 앉아 있는 것만으로도 힘들 텐데 거기다 30분 또는 1시간에 걸쳐 한 술 한 술 천천히 식사해야 합니다. 앉아 있는 사람은 눈을 감은 채 맛있어 보이는 표정도 없이 주는 대로 받아먹습니다. 정상적인 사람이라면 '이제 됐으니까, 침대에 눕게 해달라'고 소리를 지를 텐데 그럴 힘도 없습니다. 먹고 마시는 일이 살기 위한 기본 행위인 것은 맞습니다. 그래서 간병인이나 가족 관점에서 식사를 돕는 것은 훌륭한 일이며 부모님을 위해 사명을 다한다고 생각합니다.

죽음이 임박해서는 무언가를 삼킬 힘도 약해진다는 사실을 반드시 알아야 합니다. 그러나 마음씨 고운 간병인과 효자 효녀들은 한술이라도 더 먹이려는 사명감에 불타 눈물겨운 노력을 기울입니다. 그 결과 그르릉 소리가 날 정도로 목에 음식물이 걸려 고통스러워합니다. 그러면 코로 튜브를 넣어 그것을 빨아내는 방법을 동원해야 합니다. 이것은 죽어가는 사람을 이중으로 괴롭히는 일이지만 간병인에게는 그런 것에 신경 쓸 겨를이 없습니다.

본의 아니게 너무도 괴롭고 슬픈 이야기를 늘어놓게 되었습니다. 그러나 이처럼 '의료적인 학대'나 '간호라는 이름의 고문'을 거치지 않고 죽기란 지극히 어려운 것이 지금의 현실임을 인정합니다. 저는 모든 현상에 대해 상식적으로 생각하는 습관을 길러야 한다고 계속 강조합니다. 여기서 상식이란 자연의 법칙을 말합니다. 곰곰이 생각해 보십시오. 죽음이라는 마지막 과정을 평온한 '자연사 코스'에 태워주는 것이 진정한 배려이며 좋은 간호라는 사실은 상식에 속하고 자연의 법칙에 속합니다. 누구에게도 방해받지 않은 채 조용하고 편안한 죽음의 과정을 겪을 수 있도록 배려해야 한다는 말입니다.

의료 선진국인 북유럽식에서는, 본인이 스스로 먹을 수 있도록 조리법을 궁리하여 눈앞에 놓아둘 뿐이고 손을 대지 않으면 그대로 물려버리는 간호의 방식을 취하고 있습니다. 이시토비 고조石飛幸三가 쓴 〈편안한 죽음을 권하다〉에 나오는, '영양을 취하지 않고 누워 있는 사람에게 물만 주면서 조용히 간호한다'라는 미야케섬三宅島 선인들의 지혜를 다시 한번 곱씹어봐야 합니다. 자연사에 대한 최선의 간호는 가시는 분에게 고통을 안겨주지 않는 것입니다. 그러려면 가능한 한 아무것도 하지 않고 환자를 '지켜보는 것'이 최선이라고 저는 주장합니다.

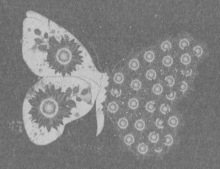

2장

몸은 답을
알고 있다

그렇게 14일이라는 시간이 흐른 뒤 할머니는 조용히 세상을 떠났습니다. 장례를 치른 뒤 가족들은 제게 이렇게 말했습니다. "인간이 죽어간다는 게 이토록 평온한 거로군요. 저도 이제 죽는 게 겁나지 않게 되었습니다."

죽음과 친해지기를
권하다.

　　.

　　영화 〈패치 아담스〉Patch Adams는 실존 인물이었던 괴짜 의사의
이야기입니다. 그는 환자들을 위해 온갖 코미디를 펼치며 웃음이
라는 명약을 선사합니다. 무엇보다 그 영화에서 가장 인상적인 대
목은 주인공 패치 아담스가 말기암 환자들에게 '죽음과 친해지는
법'을 권하는 장면입니다. '의사는 죽음과 싸우는 사람'이라는 통념
을 뒤집는 장면입니다. 저 자신도 현대의학의 입장에서는 이단아
로 불리는 의사로서, 한편으론 통쾌하면서도 한편으론 많은 생각
을 하게 해주는 영화입니다.

　　실제로 괴짜 의사 패치 아담스는 자신만의 방법(자연치유)으
로 산 위의 허름한 집을 개조하여 친구들과 함께 소외되고 가난한

이들을 위한 무료 진료소를 세웁니다. 그는 12년간 의료행위를 계속했고, 1만 5천 명 이상의 환자에게 무료 치료를 했습니다. 또한 어떤 의료 사고도 일으킨 적 없습니다. 이 영화가 개봉되었던 1999년 당시 그는 미국 버지니아 서부에 땅을 구입해서 게준트하이트 Gesundheit 병원을 건설하기 시작했는데, 그 당시 실제로 1천여 명에 이르는 의사들이 그와 합류하기 위해 대기 중에 있다고 전해집니다.

현대의학은 의료행위를 '질병과의 치열한 싸움'으로 해석합니다. 그래서 주로 사람의 몸을 찢고 가르며 도려내는 기술이 발달해 왔습니다. 그러나 의료의 진정한 목적은 싸움이 아니라 인간을 치유하는 것이라고 저는 주장합니다. 싸움으로서의 의료는 환자의 몸이야 어찌 되든 죽음을 막거나 지연시키는 것을 목적으로 합니다. 그러나 치유로서의 의료는 '고통뿐인 병상에서의 삶' 대신 자연스럽고 평온한 죽음을 받아들입니다.

저는 노인요양원의 의사로서 사람들을 만날 때마다 죽음을 둘러싼 이야기들을 아주 자연스럽게 하는 편입니다. 해마다 여름철이 되면 "흠, 죽음이 반년 가까워졌군." 하고 중얼거리기도 합니다. 그럴 때마다 주변 사람들은 펄쩍 뛰며 재수 없는 소리 말라고 편잔을 주곤 하지만 저는 오히려 그들이 더 이상합니다.

'겨우살이를 준비하면서도 죽음은 준비하지 않는다'라는 톨스

토이의 말처럼 사람들은 대부분 죽음이라는 분명하고도 확실한 사실을 너무도 쉽게 망각하며 삽니다. 저는 삶이 우리 곁에 있듯이 죽음도 늘 우리 곁에 있다고 생각합니다. 곁에 있는 죽음을 두려워하거나 '재수 없는 것'으로 생각한다는 게 오히려 이상합니다. 여기에 제가 일상생활에서 만난 짤막한 에피소드를 소개하고자 합니다.

| 에피소드 1 | 기계 소음에 파묻혀 죽는 고독사

사람들은 대부분 고독사孤獨死를 두려워합니다. 그러나 요즘 병실에서 펼쳐지는 임종 장면을 보면 왠지 씁쓸한 기분이 듭니다. 가족들과 지인들이 침대 주위에 잔뜩 둘러서 있지만 누구 하나 죽어가는 이를 주시하는 사람이 없습니다. 하나 같이 머리맡의 모니터 화면에 표시된 심장박동 그래프만 뚫어져라 보고 있을 뿐입니다. 예전에는 의사가 맥을 짚어보고 '임종하셨습니다'라고 말하면 '할머니~' 하고 매달려 울었습니다. 하지만 지금은 어떤가요? 삐~ 소리와 함께 모니터의 파동이 일직선으로 멈추는 순간 '할머니~' 하고 말을 걸면 그래프가 다시 톡톡 튀며 움직입니다. 그러다 좀 지나 또 파동이 멈추고 이제 진짜 돌아가셨나 보다 싶어 '할머니~' 하고 말을 걸면 또다시 삐~ 하며 움직입니다. 이런 상황이 네댓 차례 반복되다 보면 슬슬 지치기도 하고 어느새 눈물도 쏙 들어갑니다.

심지어 뒤쪽에서는 눈치 없는 먼 친척이 '살아날 수 있어' 어쩌고 하며 수군거리는 지경까지 이릅니다. 참으로 몹쓸 장치가 아닐 수 없습니다. 이런 풍경이야말로 환자 측면에서 보면 모두가 아우성치는 가운데 벌어지는 고독사라고 저는 생각합니다.

| 에피소드 2 | 노인에게 가장 심한 욕이란?

아이들은 싸울 때 이렇게 협박합니다.

"너 같은 건 얼른 죽어버려야 해!"

하지만 노인들은 싸울 때 이렇게 말합니다.

"두고 봐, 너 같은 놈은 절대로 쉽게 죽지 못할 게다!"

이것이 정말 심한 말입니다.

| 에피소드 3 | 얼른 죽어야지

늘 입버릇처럼 죽어야지, 죽어야지 하는 분들이 많습니다. 어떤 할머니는 조금만 열이 난다 싶으면 금세 걱정스러운 표정으로 "선생님, 혹시 이러다 죽는 거 아닐까요?"라고 묻습니다. "할머니, 조금 전까지는 얼른 죽겠다고 말씀하시지 않으셨나요?" 하고 받아치면 "에이, 그거랑 이거는 얘기가 다르지" 하고 웃습니다.

또 다른 할머니는 추운 겨울날 내가 맥을 짚으려고 손을 갖다 대자 "앗, 차가워라!" 하면서 비명을 지르시기에 농담으로 이렇게 말했습니다. "제가 죽을 날이 가까워져서 손끝부터 식어가는 거랍니다." 그랬더니 순간 할머니 얼굴에 싫은 기색이 나타납니다. 이런 농담에 '잘됐네', '부럽네' 하는 법이 없는 걸 보면 역시 '얼른 죽어야지'는 진심이 아닌 모양입니다.

한번은 "그런데 왜 얼른 죽고 싶으신가요?" 하고 물어보니 "내집도 있는데 뭐 때문에 이런 데 와 있어야 하는지, 이게 다 못된 며느리 탓이야."라고 대꾸합니다. 그러면 그 말을 들은 다른 할머니들이 "그 집도 그래?" 하며 묘하게 관심을 보입니다. 이런 분들은 임종 판단을 내리기가 쉽지 않습니다. 심장이 멎어도 아직 입은 살아 움직이니까 말입니다. 정말이지 뇌사 판정 같은 것보다 더 어렵습니다. 정말 울고 싶을 지경이 됩니다.

어떤 상황에서도
몸은 늘 준비되어 있다.

미국 코네티컷주State of Connecticut의 한 마을에서 아홉 살 난 소녀 캐티Cathy가 난데없이 달려든 어느 정신착란자의 흉기에 찔려 목숨을 잃는 사건이 있었습니다. 당시 현장에 함께 있던 소녀의 어머니는 그 끔찍한 상황에서도 딸의 눈에 공포의 빛이 전혀 보이지 않았다고 진술했습니다.

이 이야기는 셔윈 눌랜드Sherwin B. Nuland가 쓴 책 〈사람은 어떻게 죽음을 맞이하는가〉How We Die에 소개된 내용입니다. 딸의 죽음을 목격하는 동안 어머니 조앤Joanne은 공포에 질려 꼼짝할 수가 없었습니다. 훗날 그녀는 "몸이 뜨겁고 마비된 느낌이었으며 꿈을 꾸듯 안개의 장막에 싸여 있었다."라고 증언했습니다.

나를 바라보는 눈빛에는 따스함이 배어 있었어요. 놀란 듯 크게 떠진 두 눈동자에는 여전히 멍한 빛이 어려 있었어요. 마치 "지금 무슨 일이 있었어, 엄마?"라고 묻고 있는 듯했지요. 큰 충격을 받은 표정이었지만, 공포와 두려움 그리고 고통을 찾을 수는 없었습니다. 나는 아이의 표정에서 마치 어떤 구속에서 풀려난 듯한 평온함을 느낄 수 있었습니다.

이 비극적인 이야기를 소개하면서까지 지은이가 하고자 했던 말의 뜻은 무엇이었을까요? 책에서는 어머니 조앤의 진술 가운데 '결코 공포가 깃든 표정이 아니었다'라는 말에 초점을 맞추고 있습니다. 책에는 이렇게 쓰여 있습니다.

1970년 말, 패혈증이나 과다 출혈로 인한 쇼크 상태에서 엔도르핀 Endorphin이 분비되는 것으로 알려진 이래, 모든 종류의 신체적 외상을 입었을 때도 엔도르핀의 수치가 올라간다는 사실이 의학 문헌에 등장하고 있다. 엔도르핀의 상승은 육체적으로나 정신적으로 다가오는 고통과 공포로부터 인간을 보호해 주는 신체 내부의 메카니즘으로 생각된다. 그것은 인간이 살아 남기 위한 방편일 수도 있으므로, 인간의 삶을 위협하는 요소가 많아진 선사 시대부터 존재했을 것이다. 물론 동물에게도 이와 유사한, 아니 똑같은 메커니즘이 있는지도 모르지만, 인간이 갑자기 들이닥친 공포에도 불구하고 평온해질 수 있다는 축복, 그 축복 아래 많은 생명이 위로받을 수 있다고 나는 믿는다.

제 생각에는 희생당한 딸 캐티뿐 아니라 어쩌면 어머니 조앤 역시 엔도르핀의 도움을 받았을 것입니다. 사자의 습격을 받은 얼룩말이나 톰슨가젤처럼 말입니다. 죽음을 앞두었을 때뿐만 아니라 극한 상태에 빠지면 인간의 뇌 속에서 진통을 차단하는 호르몬인 모르핀Morphine이 분비된다고 하는데 이것은 틀림없는 사실입니다. 모리 고이치毛利孝一는 〈죽음의 순간〉이란 책에서 이렇게 서술하고 있습니다.

전쟁 중에 고등경찰의 처절한 고문을 견딘 예라든지, 기독교 박해가 심했던 시절 많은 기독교인이 불에 타 죽어가면서도 울부짖거나 비명을 지르지 않고 태연하게 죽어간 예라든지, 아니면 진통이 너무 심해 출산 중 잠이 들어버린 산모의 이야기, 혹은 마라토너의 도취상태인 '러너스 하이Runner's High' 등은 모두 모르핀과 관련이 있다.

제가 이렇게 어두운 사례를 들어가며 통증을 차단하는 물질인 모르핀 얘기를 하는 까닭은 다음에 나오는 죽음, 즉 자연사와 관련이 깊기 때문입니다.

자연사에는
고통이 따르지 않는다.

　의학적인 관점에서 볼 때 자연사의 실체는 아사餓死, 즉 기아와 탈수의 과정을 거치며 죽게 됩니다. 물론 기아나 탈수 같은 단어는 누구에게나 비참한 느낌을 줍니다. 마치 사막에서 길을 잃거나 망망대해에서 표류하는 것처럼, 배가 고파도 먹을 것이 없고 목이 말라도 마실 물이 없는 끔찍한 상황이 연상되기 때문입니다. 그러나 자연사의 경우에는 좀 다릅니다. 생명이 꺼져가는 상황에서는 공복이나 갈증을 느끼는 감각 기관들도 점점 기능을 멈추기 시작합니다. 즉 인간이 살아가기 위해서 먹고 마시는 게 당연하지만, 생명력이 약해지기 시작하면 그럴 필요성이 사라진다는 얘기입니다. 기아 상태가 되면 뇌 속에 통증을 차단하는 모르핀이 분비되어 기분이 좋아지고 행복감을 느낀다고 전문가들은 연구 결과를 발표합니다. 탈수 역시 혈액이 농축되는 것이기 때문에 의식 수준이 떨어져 몽롱한 상태가 됩니다.

예전에 젊었을 때 일반병원에서 근무할 때의 일입니다. 몸져누운 노모를 모시고 살던 아들이 어머니의 모습이 예사롭지 않다며 병원에 데려온 적이 있었습니다.

"출근하면서 어머니 머리맡에 마실 물과 주먹밥을 놔두고 갔는데 돌아와 보니 그대로더군요."

한창 더운 여름철에 충분히 먹고 마시지 못하다 보니 결국 사흘째 되던 날, 노모가 의식을 잃고 혼수상태 직전까지 간 상태였습니다. 그래서 링거주사로 삼투압이 낮은 묽은 식염수를 계속 넣어드려 진해진 혈액을 묽게 만들었더니 사흘 만에 의식이 돌아왔습니다.

"어머니, 요 며칠 아주 힘드셨죠? 아무것도 못 드셔서…."

의식이 정상으로 돌아온 뒤 아들이 이렇게 묻자, 어머니는 고개를 저으며 "하나도 기억이 안 나는구나."라고 말했습니다. 고통을 전혀 못 느꼈다는 말입니다. 만약에 그 상태로 그냥 내버려두었다면 아무런 고통도 느끼지 못한 채 세상을 떠났을 것입니다.

죽음이 가까워지면 호흡 상태도 나빠집니다. 호흡이란 공기 중의 산소를 받아들이고 몸 안에 생긴 탄산가스를 방출하는 작업입니다. 만일 이 작업이 원활하지 않다면 산소결핍 상태가 되는데 탄산가스가 배출되지 않고 몸 안에 쌓인다는 뜻입니다. 산소결핍 상태에서는 뇌 속에 모르핀이라는 호르몬이 분비됩니다. 유도 선수들에게 물어보면 조르기 기술에 걸렸을 때 하나같이 기분이 좋았다고 말합니다. 모르핀이 나오기 때문입니다. 그리고 탄산가스에는 마취 작용이 있는데 이 또한 죽음의 고통을 막아주는 역할을 합니다.

이처럼 죽음이란 자연의 섭리이며 흔히들 생각하는 것만큼 그렇게 가혹하거나 고통스럽지 않습니다. 불안이나 공포, 고통이나 괴로움은 '죽음에 대한 왜곡된 환상'에 불과합니다. 자연사란 아무런 고통도 없이 그저 이승에서 저승으로 자연스럽게 옮겨가는 과정일 뿐이며, 수명을 다하여 노쇠사老衰死하는 노인에게 주어진 마지막 특권입니다.

그러니 그 특권을 누리는 과정에서 무리할 필요는 전혀 없습니다. 저는 보호자가 아니라 환자의 입장으로 말씀드리는 것입니다. 귀에 대고 큰 소리로 부르거나 몸을 흔든다든지 손을 잡는 것은 괜한 짓입니다. 오히려 환자를 힘들게 할 뿐입니다. 그냥 가만히 지

켜봐 주는 것만으로도 충분합니다. 가수 존 레넌John Lennon은 렛잇
비Let It Be라는 불후의 명작을 만들었습니다. "내가 어두운 시간을
지날 때 어머니는 지혜의 말씀을 주셨지, 내버려 두어라…." 내버
려두는 것이 최선이라는 가사 내용입니다. '가만히 놔두는 것', 이
것이야말로 죽음을 앞둔 사람에게 가장 좋은 배려라고 저는 주장
합니다.

연명치료는 과연
환자를 위한 것일까?

우리가 음식을 먹는다는 것은 음식을 정상적으로 씹어서 식도를 통해 몸 안으로 들여보내는 전체적인 과정을 말합니다. 그러나 그 단순하고도 당연한 활동을 할 수 없는 상태가 되었을 때 병원에서는 위루술이나 비강영양법, 즉 인공적인 관을 삽입하여 영양을 직접 공급하는 방법을 실시합니다.

그런데 환자 가족들을 만나보면 인공영양법을 연명 장치가 아니라고 여기는 경우가 꽤 많아서 안타깝습니다. 하긴 의사들조차 튜브를 콧구멍 속에 넣어 음식물을 넣는 방법은 의학적인 치료가 아니라 식사의 형태이자 당연한 조치라고 여기는 사람들이 대부분이니 일반인들이야 오죽하겠습니까. 그런 생각을 가진 의사를 만

났을 때 가족들이 위루술을 거부하기라도 하면 "그럼 환자가 굶어 죽을 수도 있는데, 그래도 괜찮겠습니까?"라고 화를 내며 협박조로 말합니다. 그 말투에는 다분히 '당신들, 살인자가 되고 싶어?'라는 뜻이 담겨 있습니다. 그런 상황에서 의사의 권유를 거부할 수 있는 가족들이 거의 없다는 사실도 저는 잘 알고 있습니다.

한번은 대형 병원에서 위루술을 권유받은 가족이 제게 찾아와 상담을 청한 적이 있었습니다. 저는 당연히 "입으로 씹어서 침과 섞여 음식물을 섭취하지 않고 뱃속에 구멍을 뚫어서 음식물을 집어넣으면 나중에 사고가 발생할 수 있으니 그냥 병원에서 나오는 것이 좋겠습니다."라고 대답해 주었습니다. 그래서 가족들이 환자를 퇴원시키려 하자 병원 측에서 상담자인 제게 경고성 전화가 온 것입니다. 가족들이 '다른 의사는 하지 말라고 했다'라며 병원 측에 제 얘기를 했기 때문입니다.

"선생님, 생명을 경시하지 마십시오."

솔직히 누가 정말로 생명을 경시하는 것인지 잘 모르겠습니다. 의료행위에는 분명한 목표가 있어야 합니다. 이를테면 '회복할 가망이 있다'거나 '삶의 질이 개선될 것이다'와 같은 것들 말입니다.

생명의 불꽃이 꺼져가는 상태에서 위에 구멍을 뚫어 영양을 공급한다 한들 과연 건강을 회복하거나 삶의 질을 개선할 수 있을까요? 오랫동안 노인요양원에서 일을 한 제 경험으로 볼 때 그런 일은 일어나지 않았습니다. 인간이 지상에서의 시간을 모두 마치고 이제 정해진 때가 되어 자연으로 돌아가야 할 순간이 오면 몸이 먼저 떠날 준비를 하기 시작합니다. 이때가 되면 몸은 활동을 위한 목적이 아니라 영원한 휴식을 위해 신체의 모든 기능을 하나둘씩 꺼나가기 시작합니다. 더 이상 영양분이 필요로 하지 않는 상태로 만들어 나간다는 뜻입니다. 그런 상황에서 배에 구멍을 뚫어 튜브를 넣고 거기다 억지로 음식을 밀어 넣는다는 것은 그야말로 고통과 비참함을 강요하는 꼴이 아니고 무엇이라는 말입니까?

사람의 몸에 강제로 영양을 주입하는 방법으로는 위루술과 비강영양법과 중심정맥영양법中心靜脈營養法(목의 혈관에서 심장까지 튜브를 넣어 수액을 공급하는 방법) 등이 있습니다. 이런 방법들을 실시하는 의사의 심적 배경에는 '가능한 모든 수단을 동원해야 한다'라는 사명감이 있는 것도 사실입니다. 그러나 살아 있을 때 가능한 모든 처치를 해서 수입을 올려야 한다는, 병원 산업의 자본주의적 사고방식도 배경에 깔려 있음을 절대 부인할 수 없습니다. 가족들 역시 아무런 노력도 하지 않은 채 이대로 그냥 보낼 수 없다는 죄의식과 의무감이 깔려 있습니다.

그러나 이것은 결과적으로 죽음에 대해 전혀 진지하게 생각해

보지 않았다는 사실을 반증합니다. 앞에서 말씀드린 톨스토이의 '겨우살이를 준비하면서도 죽음은 준비하지 않는다'라는 말이 새삼 머리를 때립니다. 가족, 특히 자식들의 마음을 이해하지 못하는 것이 아닙니다. 부모의 연세가 많건 적건 자식들에게 갑작스럽게 닥쳐온 '죽음의 절차'가 너무도 혼란스러울 것입니다.

"이럴 줄 알았으면 좀 더 잘 챙겨드릴걸, 좀 더 효도할걸….."

이런 자책감 탓에 조금이라도 생명을 더 연장해 드리고자 강제적이고 우스꽝스러운 치료에 매달리게 되는 것입니다. 그렇게 해서 의사와 가족 사이에 실랑이가 끝나고 '강제적인 생명 연장'으로 결론이 날 때까지 환자 본인의 의사는 거의 반영되지 않는 경우가 다반사입니다. 제가 가족들에게 "환자분이 과연 만족하고 행복해할까요?"라고 묻기라도 하면 '무슨 황당한 소리가 의사 입에서 나오냐?'는 듯이 놀라며 저를 쳐다봅니다. 그 표정에 담긴 뜻은 대략 이렇습니다.

'어차피 본인은 아무것도 모르니 그런 건 문제가 안 된다. 다만 뒤에 남겨진 사람이 얼마나 만족하느냐, 얼마나 후회하지 않느냐가 중요할 뿐이다.'

물론 가족들이 이렇게 말하지는 않습니다. 그저 어떤 식으로든 환자가 살아 있기를 바라는 마음에 위 속으로 구멍을 뚫는 거라고 말합니다. 하지만 그런 마음으로 위루술을 선택하는 경우 결정을 내린 당사자가 내내 환자를 돌본다면 몰라도, 그냥 시설에 툭 맡겨놓은 채 '그저 살아 있기만을 바란다'라고 한다면, 그렇게 생명을 연장해 가고 있는 당사자의 비참한 심정은 어떨지 생각을 해봤는지 되묻고 싶습니다. 좀 더 솔직해져야 합니다. 고통스러운 연명치료는 정말 환자를 위한 것인가요, 당신의 심리적인 편안함을 위한 것인가요?

삶의 마지막 순간을
비참하게 장식하지 말라.

 병원은 결코 한가한 곳이 아닙니다. 늘 응급 상황이 벌어지는 곳이며 그때마다 즉각적으로 대응해야 하는 전쟁터입니다. 그래서 환자 곁에 앉아 천천히 시간을 들여 입으로 음식을 떠먹일 여유가 없습니다. 그러다 보니 환자가 조금만 못 먹는다 싶으면 일단 음식물을 삼켜 위 속으로 넣는 과정이 수월한지 검사하고, 이어서 위루술로 곧장 넘어가기 십상입니다.

 게다가 예전에는 전신 마취를 하고 외과수술로 위에 구멍을 만들었기 때문에 꽤 신중하고 꼼꼼하게 시술하는 편이었지만, 요즘은 위내시경이 있어 15분 정도면 간단히 끝낼 수 있습니다. 위루술이 이렇게 간편해졌다는 것은 그만큼 쉽게 자주 시술할 수 있다는 뜻이기도 합니다. 병원에서 위루술을 받은 뒤 노인요양원으로 들어온 분들을 가끔 봅니다. 의자에 앉혀 몸을 앞으로 수그리게 한 다음 천천히 시중을 들면 입으로 음식을 먹을 수 있게 되는 경우가 간혹 있기도 합니다.

어떤 병원에서는 가족들에게 위루술을 설득하는 과정에서 '위루를 만들어도 다시 입으로 먹을 수 있는 경우가 있습니다'라고 유혹할 때도 있습니다. 그러면 가족들은 '다시 입으로 먹을 수 있을 때까지만'이라는 생각으로 수술에 동의하게 됩니다. 그러나 그 뒤로 누구나 다 입으로 먹을 수 있게 되는 건 아닙니다. 오히려 대부분 점점 더 인간답지 못한 비참한 모습으로 변해갈 뿐입니다.

한번은 위루술을 하고 몇 년 후에 사망한 85세 여성이 있었습니다. 팔다리 관절이 굳고 완전히 뒤틀린 채로 얼핏 봐선 어디가 팔이고 어디가 다리인지 알 수 없을 정도로 처참했습니다. 그대로는 관에 넣을 수도 없고, 또 그렇다고 양팔을 묶을 수도 없었습니다. 이미 죽은 사람이니 아무것도 느낄 수 없겠지만, 지켜보는 가족들의 마음은 어땠을까요? 저 또한 참담한 마음이었음을 솔직히 고백합니다.

인간은 몸속 수분을
사용하며 죽는다.

요양원에서 일하는 사람들은 '먹이지 않으면 안 된다'라는 의무감에 사로잡혀 있습니다. 자신이 돌보는 노인이 잘 받아먹지 않으면 자기 탓이라는 자책감도 가지고 있습니다. 더욱이 식사량이 적으면 가족으로부터 불평이 제기되기도 합니다. 이래저래 무리를 하게 되는 것입니다. 의사들도 이렇게 말합니다. "굶겨 죽이겠다는 겁니까, 죽는 걸 이대로 방치하실 겁니까? 의사로서 이런 일은 절대 용납할 수 없습니다…."

'한 입만 더', 이것 또한 문제입니다. 아직 음식물이 입에 남아 있는데 다음 숟가락을 입안으로 밀어 넣는 일이 발생하면, 결과적으로 오연성 폐렴誤嚥性肺炎을 유발하게 됩니다. 여기에서 '오연'이란

'잘못 알고[誤] 삼킨다[嚥]'라는 뜻입니다. 폐렴에는 오연성 폐렴과 감염성 폐렴 2가지로 나뉠 수 있습니다. 오연성 폐렴은 이물질이 잘못 들어가 폐에 염증이 발생하는 것을 말하며 감염성 폐렴은 세균·바이러스·곰팡이 등에 감염되어 폐에 염증을 일으키는 것을 말합니다. 오연성 폐렴을 일으키면 병원에 입원하여 폐렴 치료가 시작됩니다. 이때 수액주사를 통해 항생제와 수액이 투여됩니다. 너무 많이 주입되면 폐가 물에 잠기게 되는데 이처럼 과도한 수액공급은 '폐를 익사'시키는 것과 같습니다. 한밤중에 간호사가 각 방을 돌다가 호흡이 멈춰있는 것을 발견하게 되는 이유입니다.

코를 통해 위에 튜브를 넣거나 위루술을 하면 직접 위에 들어간 유동식이 몸의 위치에 따라서 쉽게 식도를 역류해서 목구멍까지 올라옵니다. 입을 통해 음식을 먹는 경우 음식이 침과 섞이지만, 직접 음식이 위로 들어가면 타액의 양이 거의 없어서 문제가 됩니다. 입안이 마르고 타액에 의한 입안 세정 작동도 약해집니다. 당연히 잡균이 번식하기 쉬워지므로 감염을 유발하는 것입니다.

몸이 살기 위해서 음식을 거부하는데도 가족들은 '생명을 연장하지 않는 것은 나쁜 짓'이라는 느낌이 들게 됩니다. 당사자는 '연명 조치 불가'라고 분명히 의사표시를 했음에도, 가족들은 정말로 당사자를 위한 일인지 아닌지 판단하지 못한 채 의사의 말에 따르게 되는 것입니다. 또한 치매를 앓는 사람들은 '위루술 따위는 사양하겠다'라고 의사표시를 할 수 없습니다. 가족들은 당연히 '이대로 그냥 보낼 수는 없다'라며 위루술을 허락합니다. 그래서 일본에서 노쇠하여 사망하는 경우, 병원(요양원이 아닌)에서 죽는 사람이 80%에 이르게 되는 것입니다. 이 모든 것이 '연명 지상주의'라는 그릇된 가치관과 병원 시스템 때문입니다.

'먹지 않아서 죽는 것이 아니라 생명을 다하여 자연스럽게 먹지 않는 것일 뿐'이라는 인식의 전환이 필요합니다. 병원 시스템을 바꾸지는 못하더라도 저는 그 인식의 전환을 위해 지금 늦은 밤 글을 쓰고 있습니다. 생명의 마지막을 맞이한 몸은 수분이나 영양을 더 이상 필요로 하지 않습니다. 실제로 요양원 노인의 경우, 먹지 못하게 된 이후 마지막 며칠간의 모습을 지켜보아도, 갈증이나 공복을 호소하는 분은 없었습니다. 몸 속으로 들어가는 것이 아무것도 없는데 소변이 나옵니다. 그것은 마지막으로 자신의 몸속을 정리 정돈하는 것입니다.

얼음이 녹아서 물이 되는 것처럼 몸이 죽음에 친숙해서 가는 과정입니다. 이와 같은 상태에서는 몸에서 자연스럽게 마약성 물질인 엔도르핀Endorphin이 분출됩니다. 그래서 고통이 없다고 제가 강조하는 것입니다.

미국의 저명한 노년 의학자 토마스 피누케인Thomas E. Finucane은 1995년 세계적인 의학잡지 JAMA에서, 치매 환자의 위루술에 관한 과거 33년간의 의학 논문을 조사 분석한 결과를 발표했습니다. 첫째, 흡인성 폐렴을 예방하는가? 둘째, 생존 기간을 연장하는가? 셋째, 감염을 예방하는가? 넷째, 신체적 기능을 개선하는가? 그가 분석한 어떤 논문에도 노인의 문제점을 개선한 것은 전혀 없었다고 결론지었습니다. 그는 고령의 치매 환자에게는 이처럼 억압적으로 음식을 주입하는 일은 반드시 중단해야 한다고 주장했습니다.

우리는 모든 현상을 상식적으로 판단하는 이성을 가져야 한다고 저는 거듭 주장합니다. 우리가 전능해 마지않는 신의 입장으로 생각해도 참으로 어처구니없는 일입니다. 위에 구멍을 뚫거나 코로 음식을 주입하는 일은 상식적으로 봐도 우스꽝스러운 모습입니다. 신(자연)은 의사가 위에 구멍을 뚫어야만 살 수 있도록 어리숙하게 인간을 창조하지 않았다는 말입니다. 700만 년 인간의 진화과정을 살펴보아도 참으로 기가 막힐 노릇입니다. 저도 병원에 근무할 때 그런 일을 했고 젊은 의사들에게 그렇게 하라고 지시를 내렸음을 솔직히 고백합니다. 그러니 의사를 신 다음의 창조물(?)로 여기는 일반인들은 말로 다 무엇하겠습니까?

또 다른 강제 인공영양법으로 비강영양법이 있습니다. 최근에는 위루술이 점점 늘어나면서 상대적으로 비강영양법은 줄어든 편이지만, 위루술과 달리 몸에 상처가 나지 않기 때문에 보호자들이 비교적 쉽게 동의하는 경향이 있습니다. 비강영양법은 코를 통해

식도나 위, 혹은 십이지장 등으로 가느다란 튜브를 넣어 미음이나 죽을 주입하는 방법입니다.

언젠가 '자기 죽음을 생각하는 모임'에서 참가자들의 코에 튜브를 삽입하여 비강영양법을 체험한 적이 있습니다. 체험자들은 이구동성으로 '이런 장치를 하고 견딜 수 있다는 게 그저 신기할 따름이다'라고 말했습니다. 코에 튜브를 삽입하는 것은 그만큼 불쾌하고 괴로워서 누구라도 틈만 나면 튜브를 잡아 빼려고 하는 것이 당연합니다.

그래도 '의식이 있는 경우'에는 이게 왜 필요한지 설명해 줄 수라도 있습니다. 그러나 의식이 없는 경우에는 왜 이런 걸 하고 있어야 하는지 이해하지도 못할뿐더러 설명을 해도 통하지 않습니다. 그저 불쾌감에서 벗어나려고 자꾸 튜브를 잡아 빼려고만 합니다. 그래서 병원에서는 결국 양팔을 묶어둘 수밖에 없는 것입니다.

과연 그렇게 꽁꽁 묶어두면서까지 넣어줘야만 하는 그 '영양'이라는 게 대체 무엇일까요? 게다가 침이나 약물 그리고 음식물이 튜브를 타고 기도로 잘못 들어갈 수 있어 오연성 폐렴을 일으킬 수도 있습니다. 사정이 이렇다 보니 최근에는 보름에서 한 달 사이에 다시 입으로 먹을 수 있게 된다는 확실한 예상이 서지 않는 한 비강영양법을 채택하지 않는 편입니다.

위루관을 삽입한 뒤 퇴원해서 집으로 돌아올 때도 대개 필요한 칼로리와 수분량을 설정해 줍니다. 하루 필요 칼로리는 1,200~1,500kcal 정도이고, 수분량은 1,500~2,000ml 정도입니다. 이것은 건강한 노인을 염두에 둔 설정입니다. 그러나 음식물을 삼키지 못하는 노인은 이미 수명이 다한 것입니다. 대부분 누운 채 거동을 하지 못하기 때문에 활동량도 거의 없습니다. 그러니 기초대사량, 즉 생명 유지에 필요한 최소한의 에너지도 건강한 노인에 비해 훨씬 덜 필요합니다. 따라서 하루에 600~800kcal면 충분합니다.

수분량도 마찬가지입니다. 몸이 받아들이지 못하는 상태이기 때문에 수분량이 많으면 몸이 부어오르고 기도 안에 분비물이 늘어나 가래가 끓게 됩니다. 따라서 하루에도 몇 번씩 목구멍에 튜브를 찔러 넣어 빨아들여 줘야 하는데 이것 또한 한마디로 고문입니다.

예전에 위루술을 받은 93세 여성을 돌본 적이 있습니다. 하루는 미음을 주입하는데 금세 호흡이 가빠지면서 전혀 받아들이지 못했습니다. 그래도 위루(위에 낸 구멍)를 만들어놓은 이상 그냥 둘 수도 없어 당사자에게 부담을 주지 않는 선에서 물만 하루에 200ml씩 공급했습니다. 할머니는 그렇게 쌔근쌔근 잠든 채로 40일이나 더 생존했습니다. 대신 사망했을 때는 그야말로 피골이 상접한 모습이었습니다. 적당한 수분이 들어가면 자기 몸을 녹여가면서라도 극한까지 살 수 있구나 싶어 감탄했던 기억이 아직도 생생합니다.

평소 간질이나 심한 부정맥(심장박동이 비정상적으로 빨라지거나 늦어지는 등 불규칙해지는 증상)에 시달리는 사람은 당연히 거기에 맞는 약이 처방됩니다. 그런데 만일 물 한 방울조차 목으로 넘기지 못하는 상태라면 자연히 약도 먹지 못하게 됩니다. 약을 먹지 못하니까 발작이 일어나지 않을까 생각되겠지만, 신기하게도 그렇지가 않습니다. 발작을 일으킬 정도의 에너지조차 이미 사라지고 없기 때문입니다.

죽어간다는 것이
이토록 평온한 거로군요.

저는 자연사를 앞둔 노인에게는 원칙적으로 수액주사 놓지도 않고 산소호흡기를 달지 않는 것을 원칙으로 합니다. 그런 인공 장치들은 당사자가 행복하게 죽을 수 있는 과정을 방해하는 것 외에는 아무것도 아니라고 생각하기 때문입니다. 제가 그럴 필요가 없다고 해도 수액주사 정도는 놔주길 바라는 가족들이 가끔 있습니다.

"탈수가 시작되면 의식 수준이 떨어져 몽롱한 상태가 되니 더할 나위 없이 좋은 일이지요."

이렇게 아무리 설명해 주어도 가족들은 수액주사가 무슨 생명수라도 되는 것처럼 빨리 주사를 놔달라고 졸라댑니다. 하긴 병원에서 지금껏 '영양제 주사'라는 이름 아래 수액주사가 이루어져 왔으니 그렇게 오해할 만도 합니다. 그래서 저는 주사 대신 수액을 마시는 방법을 권합니다.

"이건 포도당이 아주 조금 들어 있는 미네랄워터입니다. 연한 맛의 스포츠음료라 할 수 있죠."
"예? 아니, 그걸 마셔도 됩니까? 정말 별 탈 없을까요?"
"괜찮습니다."

보통 음식물은 소화와 흡수를 거쳐 비로소 체내(혈관 내)로 들어갑니다. 수액주사의 경우 영양분이 소화와 흡수 과정을 생략하고 곧장 혈관 안에 주입된다는 것만 다를 뿐입니다. 따라서 먹거나 마실 수 없는 것은 절대 혈관으로 주입할 수 없습니다. 그렇다면 수액주사도 없이, 그리고 입으로 물 한 방울조차 넘기지 못하게 된 경우에는 얼마나 생존할 수 있을까요? 대략 7~10일쯤 됩니다. 배뇨작용은 사망하기 2~3일 전까지 이루어지고, 생존 일수가 짧을 때는 사망 당일까지도 배뇨가 있을 수 있습니다.

그러면 어째서 물 한 방울 못 넘기는데 소변이 나올까요? 사람이 살기 위해서는 체온을 36도 전후로 유지해야 합니다. 또한 심장을 움직이고 호흡을 할 수 있을 만큼 에너지가 필요합니다. 바로 이 에너지 생성 과정에서 물과 탄산가스가 만들어지며 이것이 소변으로 배설되는 것입니다.

또한 탈수 상태에서는 체온이 38도 안팎, 혹은 39.5도까지 오를 수 있습니다. 이것은 자동차 엔진과 냉각수의 관계와 같습니다. 엔진을 가동하면 열이 나고, 이것을 식히기 위해 냉각수가 필요한데, 만일 냉각수가 없다면 당연히 엔진이 과열될 수밖에 없습니다. 사람도 에너지 생산 과정에서 열이 나고 이 열을 식히기 위해 물이 필요한데, 한 방울의 물도 넘기지 못하게 되었기 때문에 냉각수 부족으로 체온이 올라가는 것입니다.

이 시점에서 당사자는 새근새근 잠을 자는 상태이며 고통은 전혀 없습니다. 그래도 만일 걱정된다면 이마에 해열 파스를 붙이는 정도만으로도 충분합니다. 또한 복막염腹膜炎의 복수腹水조차 모두 사용해 수분은 전부 소실되어 버립니다. 여기에서 고통이 전혀 없다는 것이 핵심입니다.

앞서 말했듯이 자연사를 앞둔 노인의 평균 생존 일수는 7~10일 정도입니다. 그런데 최근 제가 근무하는 요양원에서 14일 동안 생존한 94세의 여성이 있었습니다. 14일이란 기간은 지난 2005년 세계적인 안락사 논쟁을 불러일으켰던 테리 시아보Terry Schiave의 생존 일수와 동일한 것으로 지금까지 가장 오랜 기록입니다.

　당시 가족 세 사람이 24시간 교대로 붙어 있었는데, 탈수로 인한 발열이 약간 있었을 뿐 줄곧 잠을 자는 상태라서 딱히 간호할 일이 없었습니다. 그러다 보니 곁에서 책을 읽거나 꾸벅꾸벅 조는 등 비교적 여유롭게 지낼 수 있었습니다. 애초에 저는 가족들에게 미리 자연사의 과정을 충분히 설명해 주었습니다.

　"지금 어머님에겐 우리가 느끼는 쓸쓸함이나 고통 같은 것은 없습니다. 그러니 곁에서 꾸벅꾸벅 조는 동안 자연스럽게 돌아가셔도 그다지 마음 쓸 필요가 없습니다. 그저 이렇게 곁에 있어 주는 분위기가 중요합니다."

　그렇게 14일이라는 시간이 흐른 뒤 할머니는 조용히 세상을 떠났습니다. 장례를 치른 뒤 가족들은 제게 이렇게 말했습니다.

　"인간이 죽어간다는 게 이토록 평온한 거로군요. 저도 이제 죽는 게 겁나지 않게 되　었습니다."

존엄하게 떠나보낼 것인가,
비참하게 붙들어둘 것인가?

물리학에서는 항복점Yielding Point이라는 용어가 있습니다. 물체에 힘을 가하더라도 어느 한계를 넘어서면 힘을 제거해도 원래 상태로 되돌아오지 못하는 것을 말합니다. 나무를 손으로 부러트릴 때 구부러지다가 부러지는 지점, 이 지점에서는 어떤 일을 하더라도 원래로 돌아갈 수 없습니다. 이 항복점을 인정하지 않으려는 생각에서 모든 문제가 시작됩니다.

이 세상에서 생각을 바꾸는 것이 가장 어렵습니다. 고정된 생각이나 통념이 신념으로 바뀌면 상대방을 공격하게 됩니다. 종교가 그렇고 민족과의 분쟁이 그렇습니다. 사람들의 인식 속에는 한 번 시작한 연명치료를 도중에 중단하는 것을 '살인'으로 몰아가기까지 합니다. '생각의 못'을 빼내기가 그렇게 힘이 듭니다. 미국에서도 앞서 말한 테리 시아보를 비롯하여 '낸시 크루잔 사건' 등 식물인간 상태의 환자에게 수분과 영양의 보급을 중단하는 바람에 세계적으로 안락사 논쟁을 불러일으킨 바 있습니다.

미국 중서부 미주리주State of Missouri에서 있었던 일입니다. 낸시 크루잔NancyCruzan이라는 여성은 24세였던 1983년에 교통사고를 당한 뒤 식물인간이 되어 튜브를 통해 수분과 영양을 공급받으며 생명을 유지해 나갔습니다. 그러던 중 그녀의 부모가 튜브를 제거해달라고 법원에 청원했지만, 법원은 환자 본인의 의사를 추정할 만한 명확한 증거가 없다는 이유로 기각했습니다. 그 후 낸시의 죽음과는 아무런 이해관계가 없는 예전 동료들로부터 "낸시는 평소 식물인간 상태로 살고 싶지는 않다고 말하곤 했다."라는 증언이 나왔고 법원은 결국 이 증언을 채택했습니다. 그리하여 1990년 12월 14일, 모든 수분과 영양 보급을 중단했고 그로부터 12일이 지난 12월 26일, 낸시는 편안하게 세상과 이별할 수 있었습니다.

테리 시아보의 경우, 1990년 심장발작으로 뇌 손상을 입고 식물인간이 되었습니다. 이때 남편은 "아내가 평소에 인공적인 방법으로 연명하길 바라지 않았다."라며 연명치료를 중단해달라고 했지만, 테리의 부모와 여동생이 강력히 반대해 오랫동안 법정 싸움을 벌였습니다. 이 사건은 당시 부시 미국 대통령, 플로리다주 주지

사인 부시의 동생, 그리고 연방의회의 정치 개입 등으로 점점 세계적인 관심을 끌기에 이르렀습니다. 그러나 결국 법원은 남편의 주장을 받아들여 튜브를 통한 수분 및 영양 보급을 중단하라고 판결했습니다. 그리하여 2005년 3월 18일에 튜브가 제거되었고, 테리는 한 방울의 물도 공급되지 않은 상태에서 14일이라는 기간 동안 더 생존한 뒤 3월 31일에 세상을 떠났습니다. 식물인간이 된 지 무려 15년째, 그녀의 나이 41세였습니다.

존엄하게 떠나보낼 것인가, 비참하게 붙들어둘 것인가에 대한 논쟁은 여전히 세계적으로 계속 진행되고 있습니다. 당신은 어느 쪽입니까?

떠날 사람을 잘 보내는 것이
용감한 사랑이다.

죽음만큼 분명한 것도 없고, 천수를 다한 뒤 세상을 떠나는 것만큼 자연스러운 사건도 없습니다. 그런데도 사람들은 죽음을 거의 생각하지 않고 하루하루를 살아갑니다. 심지어 나이가 70세 안팎인 자식들마저도 90대 노부모가 머잖아 돌아가실 거란 생각을 전혀 하지 못하는 상황도 벌어집니다. 노부모는 물론이고 이제는 본인들마저도 언제 죽을지 모르는 나이가 되었는데 말입니다.

사정이 이렇다 보니 사람들 대부분은 부모의 사망이 임박했다는 사실 앞에서 몹시 당황해하며, 부랴부랴 생명을 연장하는 장치에 매달리게 됩니다. 하지만 지금까지 설명했다시피 의학이 아무리 발달했다고 해도 연명치료로 죽음을 조금 늦출 수는 있어도 결코 피할 수는 없습니다. 오히려 연명치료 때문에 조기에 사망하는 일까지 생깁니다. 그리고 연명을 위한 일련의 치료들은 죽음에 대한 무의식적인 거부행위일 뿐입니다. 또한 얼마 안 되는 수명과 맞바꿔 고통과 비참함을 강요하는 셈입니다. 심하게 말하면 '할 수 있는 모든 것을 다한다'라는 말은 사실상 '할 수 있는 모든 것을 다해 괴롭힐 것이다'와 거의 같은 뜻입니다. 제 말이 지나쳤나요?

이런 상황을 막으려면 어떻게 해야 할까요? 일이 닥치기 전에 미리미리 마음의 준비를 해야 합니다. 자식으로서 부모의 연세가 어느 정도 들면 머리 한구석에 '죽음을 담아두는 자세'가 필요합니다. 그것은 절대 불경한 일이 아닙니다. 인간은 누구나 언젠가는 반드시 죽는 존재입니다. 당장 내일 떠난다 해도 후회가 남지 않도록 늘 부모와 소통하며, 평온한 죽음을 함께 나누라는 뜻입니다.

간혹 '수액주사 덕분에 한 달을 더 사셨다'라는 식으로 이야기하는 사람이 있습니다. 그러나 잘 생각해 봐야 합니다. 수액주사에 들어 있는 미량의 포도당 용액은 앞서 말했듯 스포츠음료보다 조금 연한 미네랄워터에 불과합니다. 한 달 동안 그 용액으로 생명을 연장한다는 것은 마치 '물만 드릴 테니 힘드시더라도 살아 계세요'라고 말하는 것과 같습니다. 정말이지 이건 너무 가혹한 처사가 아닌가요? 사회 통념으로는 그것이 사랑이며 효도처럼 보일 수 있겠지만, 사실은 너무도 무지하고 이기적인 행위라고 저는 주장합니다.

우리는 그저 손 놓고 지켜보는 일에 익숙하지 않습니다. '아무 것도 안 한다'라는 것 자체가 괴롭기 때문입니다. 그러나 내가 괴롭고 힘들다고 부모님께 쓸데없는 고통을 안기는 것이 효도일 수는 없습니다. 당사자가 기뻐할지, 행복해할지, 고맙게 받아들일지, 혹은 내가 그 입장이라면 과연 그런 식의 연명을 바랄지, 등등을 곱씹어봐야 합니다. 다나카 나호미田中奈保美가 쓴 책 〈시드는 것처럼 죽고 싶다〉를 보면, 프랑스에서는 노인에 대한 의료의 기본에 대해 이렇게 정의한다고 적고 있습니다.

본인이 스스로 음식물을 넘기지 못하게 될 때 의사의 일도 그 시점에서 끝이 나며, 다음은 목사가 알아서 할 일이다.

남아 있는 사람들이 자신들의 괴로움을 줄이기 위해, 혹은 자기만족을 위해 죽어가는 사람에게 비참함을 강요하고 쓸데없는 고통을 안겨주어서는 안 됩니다. 또한 의사와 병원은 그런 식으로 죽음을 상업화해서는 절대 안 된다고 저는 강조합니다. 아무리 괴로워도 '떠나야 할 시기'에 제대로 보내는 것이 진정한 사랑입니다. 게다가 설령 생명을 연장한다 해도 슬픔이 사라지거나 줄어드는 건 아닙니다. 오히려 조금 더 늦춰지는 만큼 슬픔도 길어질 뿐입니다.

임종의 순간도 마찬가지입니다. 당사자와 대화가 가능한 상황이라면 몰라도 간신히 숨만 간당간당 붙어 있는 상태에서 가족들이 임종의 순간을 지키기 위해 생명을 억지로 연장한다면 그것이야말로 정말 '무서운 가족'이라고 다시 한번 강조합니다.

저 또한 한때 무서운 가족이었고 죽음을 상업화하는 의사였음을 반성하게 되었습니다. 이 모두 노인요양원에서 15년 동안 근무하면서 알게 된 깨달음입니다. 대형 병원에서 근무하던 시절에 '지금 아들이 해외에서 오고 있으니 그때까지라도 어떻게든 살려달라'는 부탁에, 여러모로 손을 써서 가족들로부터 고맙다는 말을 들었던 쓸쓸한 기억이 있습니다. 저마저도 죽어가는 사람에게 쓸데없는 고통을 안겼으니 그 죗값을 어떻게 갚아야 할지….

병원은 인간의 탄생에도
불필요한 간섭을 하고 있다.

지금까지는 자연사 과정에서 될 수 있는 한 의사와 병원의 간섭이 적을수록 고인을 편안하게 떠나보낼 수 있다는 얘기를 주로 해왔습니다. 그렇다면 죽음의 반대편인 탄생의 편에서 말씀을 드려볼까 합니다.

과거 일본에서는 출산을 부정한 것으로 여기는 미신이 있어 산옥産屋이라는 격리된 장소에서 출산이 이루어졌습니다. 출산이 부정한 것이라면 그렇게 태어난 우리들은 도대체 뭐란 말인가요? 장엄한 탄생의 과정을 부정한 것으로 치부해 버리는 미신 또한 안타깝습니다. 오늘날 일본 전역에 걸쳐 아직 몇 군데의 산옥이 완전한 형태로 남아 문화재로 지정되어 있습니다. 산옥을 살펴보면 이처럼 차다찬 곳에서 어떻게 아기를 낳았을까 싶을 정도로 초라한 움막 형태도 있습니다. 6평 정도 되는 공간을 반으로 나누어 분만실과 생리실로 사용한 형태도 발견됩니다. 그런데 저는 산옥의 천장에 매달아 늘어뜨려져 있는 밧줄에 주목합니다.

당시의 출산은 임신부가 밧줄을 잡은 채 이루어지는 '좌위분만坐位分娩'이었습니다. 좌위, 즉 앉은 자세에서는 태아의 무게와 자궁 수축력에 의해 배에 압력이 걸립니다. 다시 말해 태아가 중력 방향으로 나올 수 있어 자동으로 배에 힘을 줄 수 있다는 뜻입니다. 이 자세는 임신부와 태아에게도 편한 자세일 뿐만 아니라 자연의 이치에도 딱 맞아떨어집니다. 바로 뉴턴의 중력의 법칙 말입니다.

그러나 오늘날 산부인과에서는 거의 분만대에서 출산이 이루어집니다. 그런데 그 상황에서는 배에 효과적으로 힘을 줄 수가 없습니다. 아기의 몸무게도 아무런 의미가 없으며 기댈 것은 오로지 자궁의 수축력뿐입니다. 그 결과 6시간이든 7시간이든 진통을 겪으며 참아내야 합니다. 게다가 그 과정에서 자궁수축제로 인해 자궁파열이 일어나기도 합니다. 좌위분만이었다면 예닐곱 시간씩 끙끙댈 일도 없고, 자궁수축제 때문에 자궁파열이 일어날 가능성도 거의 없습니다. 그렇다면 분만대라는 물건은 도대체 누구를 위한 것일까요? 이용자인 임신부가 아니라 바로 의사들과 병원의 편리함에 맞춘 것이라는 사실을 눈치챈 사람은 거의 없습니다. 그래서 분만대를 '굴욕 의자' 또는 '굴욕 침대'라 부르기도 합니다.

이부자리 위에서 아이를 낳는 가정 분만도 별반 다른 것이 없습니다. 옛사람들은 '낳는다'라는 말을 다른 말로 '떨어뜨려 낸다'라고도 했는데 이부자리 위에서는 아무리 생각해도 '굴려낸다'라고밖에 볼 수 없습니다.

이따금 여고생이 공중화장실에서 아기를 낳았다는 뉴스가 보도되곤 합니다. 출산이 임박한 여성의 관점에서 보면 참으로 놀라운 일일 수밖에 없습니다. 임산부는 10개월 동안 각종 검사를 받은 다음 병원에 입원해서 엄청나게 복잡한 과정을 겪어야 하기 때문입니다. 거기에서 끔찍한 기계가 즐비한 섬뜩한 풍경 속에서 장시간의 진통을 겪습니다. 그런데 결코 출산의 베테랑도 아닌 그 어린 여학생이 별 어려움 없이 쑤욱~ 아기를 낳았다고? 무슨 이유일지 당신은 생각해 보지 않으셨는지요. 그것은 바로 '좌위분만'이기 때문입니다. 쪼그려 앉은 자세에서 밧줄을 쥐고 아기를 낳는 산옥의 좌위분만을 전근대적인 방법이라고 무시한다면 그것은 의사와 병원이 선물한 통념에 갇혀 있기 때문입니다. 그것이야말로 '중력의 법칙'이자 '자연의 법칙'에 맞추어 출산을 해온 우리 조상들의 지혜입니다.

이 세상의 모든 야생동물(특별히 포유류)은 그런 자세로 출산을 해 왔습니다. 다행히 최근 들어 분만대를 거둬 내고 천장에 줄을 매달아 좌위분만을 유도하는 산부인과가 점점 늘어나고 있습니다. 또한 물속에 쪼그려 앉아서 출산하는 수중분만水中分娩도 많이 선택하고 있는데, 진통에 대한 두려움과 긴장이 줄어 임산부들의 호평을 받고 있습니다. 이와 같은 일은 산모(돈을 지불하고 서비스를 받는 소비자)들이 점점 현명해지고 있다는 증거로서 반가운 일이 아닐 수 없습니다.

다음으로 배변 행위를 생각해 보기로 합시다. 당신은 배변과 출산을 같은 맥락에서 얘기한다는 것이 그다지 달갑지는 않을 것입니다. 그러나 원리적으로는 출산과 전혀 다를 바 없다는 사실을 깨달은 사람은 거의 없습니다. 사실 누운 채 변을 보는 것은 대단히 어려운 행위일 뿐만 아니라 고행이 아닐 수 없습니다. 왜냐하면 누운 상태에서는 직장(대장의 끝부분으로 항문의 바로 앞에 있는)의 위치가 항문보다 낮아지기 때문입니다. 이 상태로 변을 항문 밖으로 내보내기 위해서는 이른바 '제방'을 넘어서야 하는데 그게 어디 쉬운 일이겠습니까? 배변 자세는 당연히 쪼그려 앉는 자세가 이치에 맞습니다. 자연의 법칙이나 중력의 법칙을 거론하며 복잡하게 논할 필요도 없습니다. 지구상의 모든 영장류는 쪼그린 자세로 변을 보기 때문입니다. 이렇게 보면 무려 3년씩이나 누운 채 변을 보는 노인은 실로 대단한 사람이 아닐 수 없습니다. 그 노인의 고통 또한 짐작하고도 남음이 있습니다.

쪼그린 자세에서 볼일을 보게 되면 변의 무게와 장의 연동운동에 효과적입니다. 무엇보다 가장 큰 장점은 배에 힘을 줄 수 있다는 점입니다. 반면 누운 자세에서는 의지할 것이라고는 장의 연동운동(수축과 이완을 반복하는 것)뿐이라서 변비에 걸리기 쉽습니다. 그러다 보면 자연히 설사약을 남용할 우려도 커집니다. 그래서 노인병원에서는 누운 채 기저귀를 차고 변을 누는 대신, 좀 힘들더라도 될 수 있는 한 이동식 좌변기에 앉아 배변하도록 유도하고 있는 것이 사실입니다.

식사할 때의 자세도 중요합니다. 병실에서는 환자 대부분이 침대에 기대어 음식을 먹는데 그것 또한 자연의 법칙을 거스르는 일입니다. 우리가 음식을 먹고 마실 때면 으레 몸이 앞으로 기울어지게 됩니다. 절대 뒤로 젖혀지는 일은 없습니다. 건강한 사람도 몸을 뒤로 젖힌 채 식사를 하면 자칫 음식이 기도로 넘어가 호흡 곤란을 일으킬 수 있습니다. 따라서 음식물을 삼키는 기능이 떨어지는 고령층의 경우는 더더욱 주의해야 합니다. 환자가 다소 불편하더라도 될 수 있는 한 의자에 앉아 몸을 앞으로 숙인 자세에서 식사가 이루어지도록 유도해야 합니다.

'환자를 어떻게 대할 것인가'라는 문제에 당면해서는, 가능하면 '어쩔 수 없다'라는 판단은 하지 않는 것이 환자에게 좋습니다. 환자가 힘들어한다거나 혹은 간호하기가 너무 버겁다거나 하는 이유로, 너무 성급하게 쉬운 선택을 하는 건 아닌지 스스로 의심해 봐야 합니다. 보호자가 아니라 '환자에게 무엇이 궁극적으로 옳은 일인가'를 가장 먼저 생각해야 한다고 거듭 강조합니다.

약물에 의지하며
100세 장수하는 노인은 없다.

야생의 고양이는 자신이 죽을 때가 되면 집을 떠나 돌아오지 않습니다. 동물 심리학자 안드레이 스미르노프Andrey Smirnov는 고양이가 죽을 때가 되면 집을 떠나는 이유를 과학적으로 설명했습니다. 동물이 늙고 아프고 약해지면 집을 떠나 들판에서 죽을 가능성이 훨씬 더 높습니다. 이것은 야생동물들의 유전적 자산입니다. 약한 고양이가 포식자로부터 희생자가 되지 않기 위해 숨는 것은 고양이의 본능입니다. 그 이유는 시간이 지남에 따라 시체가 부패하면서 풍기는 냄새가 포식자를 끌어들이기 때문입니다. 그 냄새가 다른 가족들의 생명을 위협하기 때문에 본능적으로 마지막 죽음의 장소로 이동하는 것입니다.

집고양이도 죽을 때가 되어 어느날 갑자기 집을 나가는 경우도 종종 있습니다. 어렸을 때부터 집에서 자란 고양이도 죽음 직전에는 며칠 동안 움직임이 거의 없고 물과 음식을 먹지 않고 어두운 곳에 숨어 들어가 조용히 삶을 마감합니다. 인간을 포함한 모든 동물은 자가 치유 메커니즘을 가지고 있습니다. 동물들은 병에 걸리면 한적한 곳을 찾아 들어가 스스로 몸을 치유합니다. 인간도 병이 나면 밥맛이 떨어집니다. 먹지 말라는 인체의 명령입니다. 소화에 드는 에너지가 너무 크기 때문입니다. 소화에 드는 에너지를 치유의 에너지로 바꾸어서 회생을 모색하라는 자연의 법칙입니다. 고양이 뿐만 아니라 코끼리 또한 죽을 때가 되면 무리를 벗어나 혼자 죽을 장소를 찾아 떠납니다. 하물며 자칭 만물의 영장이라는 인간에게 그러한 능력이 없을 리가 없습니다.

우리 몸은 늘 자신을 지키거나 계속 살아가기 위해 여러 가지 신호를 내보냅니다. 진화론의 가장 중요한 포인트는 '자연선택은 생존을 위한 치열한 전쟁이다'라는 사실입니다. 그런데 지난 30~40년 사이, 의학의 발달과 함께 모든 것을 의사와 병원에 맡기다 보니 몸이 보내는 신호를 알아챌 수 있는 능력이 극도로 쇠퇴하고 말았습니다. 그 결과 많은 사람이 병원에서 기약도 없이 각종 기계 장치를 몸에 두르고 누워있게 됩니다. 결국 자연의 이치를 벗어난 최후를 맞이하기에 이르렀습니다.

따라서 우리 인간은 우리 몸이 보내는 신호를 감지하는 능력을 회복해야 할 필요가 생겼습니다. 인간은 뱀이나 개구리처럼 외부의 기온 변화에 따라 체온이 변하는 변온동물이 아니기 때문에, 끊임없이 일정한 온도를 지켜야 정상적인 기능을 유지할 수 있습니다. 체온뿐만 아니라 몸의 모든 환경을 균형 있게 유지하려는 이 커다란 힘이 바로 '항상성'입니다. 우리 몸은 생명의 중앙장치와도 같은 항상성 덕분에 안 좋은 사태가 생길 때마다 즉시 회복력, 즉 자연치유력이 가동되어 원래 상태로 되돌리려 합니다. 이 힘이 무뎌지거나 쇠진해질 때가 바로 죽음을 맞이해야 할 시간입니다.

항상성이 흐트러지거나 회복에 방해가 될 만한 사태를 만나면 몸은 여러 방법으로 경고 신호를 보내도록 설계되어 있습니다. 의사의 말을 듣기보다 자기 몸의 신호에 귀를 기울여야 한다는 뜻입니다. 사실 '돌연사'라는 것도 사실은 몸이 보내는 신호를 알아차리는 능력을 잃었거나, 아니면 그 신호의 의미를 가볍게 여겼기 때문에 발생하는 경우가 많습니다. 반드시 전조 증상이 있었을 것입니다. 이토록 정교하게 만들어진 기계가 아무런 징후도 없이 어느 날 갑자기 망가질 리는 절대로 없기 때문입니다.

그렇다면 몸이 보내는 신호를 정확히 알아채는 능력을 되살리려면 어떻게 해야 할까요? 우선 웬만하면 병원을 찾는 대신 스스로 몸을 살펴보는 습관이 중요합니다. 콧물이 나고 설사 좀 했다고 의사니 약이니 하며 법석 떨지 말라는 얘기입니다. 지금까지 누누이 말씀드렸듯이 발열과 기침과 설사 같은 증상은 몸이 스스로 회복하려는 반응이라는 사실을 깨달아야 합니다. 신(자연)의 선물이라는 뜻입니다. '약을 먹지 않으면 병이 낫지 않는다'라는 따위의 터무니없는 생각부터 버리기를 바랍니다.

물론 병원에서 진료받은 후에 의사에게서 앞으로 어떻게 예방해야 하고 어떻게 몸을 돌봐야 할지 등등의 설명을 듣는 정도는 나쁘지는 않습니다. 그러나 저는 당신에게 '처방받은 약을 사러 약국에 가기 전에 일단 한 박자 멈추어 보라'는 말을 전합니다. 약을 사서 머리맡에 두었더라도 '몸의 자연적인 경과를 지켜보라'라는 말도 전합니다. 당신은 언제라도 약을 먹을 수 있습니다. 그러나 복용을 잠시 미뤄둘 수도 있습니다. 그런 다음 몸에 증상이 나타나게 된 원인을 곰곰이 생각해 보시기 바랍니다. 증상이란 몸이 당신에게 보내는 경고이거나 SOS입니다. 도둑이 현관문 앞에서 문을 열려고 해서 경고음을 울리고 있으니 조심하라는 신호입니다. 그 신호에 몸과 마음을 기울여야 합니다.

예를 들어 설사나 복통이 발생한 이유는 폭음과 폭식, 또는 상한 음식을 먹었을 가능성이 높습니다. 언제 무슨 음식을 먹었을까, 내 식습관은 어디서 잘못되었을까…? 몸이 보내는 신호에 마음을 기울인다는 것은 곧 자신의 생활 습관을 꼼꼼히 뜯어보는 기회이

기도 합니다. 이와 같은 체험을 거듭 쌓아가며 증상이 나타나기 이전의 일과 비교해 보도록 합니다. 그러다 보면 '뭔가 심상치 않다, 상태를 보아하니 아무래도 심각하다, 의사에게 보이는 게 좋겠다' 등등 예외의 경우를 알게 될 수도 있습니다.

건강한 사람은 몸과의 소통이 잘 이루어지는 사람입니다. 또한 몸이 보내는 신호를 결코 무시하거나 가볍게 여기지 않는 사람입니다. 그런 사람의 일상생활을 가만히 관찰하면 경솔한 구석을 찾아보기 어렵습니다. 진수성찬 앞에서도 수저를 놓아야 할 타이밍을 잘 알고 있고, 걱정거리가 있거나 우울한 일이 있을 때는 어두운 방 안에 틀어박혀 있기보다는 공원으로 나와 천천히 걸으며 몸과 마음의 균형을 맞추려고 노력합니다. 자기 몸과 마음을 남에게 맡기지 말고 스스로 헤쳐 나가는 습관이 핵심입니다.

물론 그런 사람들도 병원을 찾을 수 있습니다. 그러나 그것은 어디까지나 몸이 보내는 신호를 좀 더 정확하게 알고 싶어서이지 가벼운 증상에 호들갑을 떨기 위해서가 아닙니다. 이 세상 부자 중에서 하늘에서 떨어진 운에 기대서 부자가 된 사람을 저는 만나본 적이 없습니다. 걸핏하면 병원을 찾아가고 약물에 의지하면서 건강하게 100세 장수하는 노인을 저는 본 적이 없습니다.

의사에게 묻기 전에
몸과 먼저 대화하라.

　의학이 아직 발달하지 않았던 옛날에는 주로 할머니들이 의사 역할을 하곤 했습니다. 그들은 의학적인 지식이 없었음에도 몸에 관련된 판단은 의외로 정확했습니다. 그때는 생로병사에 관한 모든 일들이 오늘날보다 훨씬 직접적으로 피부에 닿아 있었고, 또 그만큼 자연에 순응할 수밖에 없는 환경이었기 때문입니다.

　변변한 약이나 의술이 없었던 탓에 한번 질병에 걸리면 오로지 환자가 지닌 고유의 생존 의지나 면역력만으로 생사가 판가름 나곤 했습니다. 게다가 신생아의 생존 확률이 낮았던 탓에 아이를 많이 낳아야 했고, 그 아이들이 온갖 병치레를 하며 자라거나 혹은 안타깝게 세상을 뜨는 등 숱한 상황을 직접 겪기도 했습니다. 그러니 평생 그런 경험을 수없이 해오면서 할머니들은 증상과 원인과 대처 방법 등을 실제 몸으로 터득할 수 있었습니다.

특히 우리는 옛 어른들의 지혜 가운데 '쾌快와 불쾌不快의 원칙'에 따르는 자세를 눈여겨볼 필요가 있습니다. 쾌와 불쾌의 원칙이란, 기분 좋은 일은 몸에도 좋고 기분이 나쁜 일은 몸에도 나쁘다는 원칙입니다. 그러나 요즘 사람들은 자신의 기분을 관찰하기보다는 일상생활의 사소한 일까지 일일이 의사에게 물어대곤 합니다. 우울증이 대표적입니다. 자신의 감정이 우울한 이유와 대처법을, 왜 전문가(?)에게 물어야 하는지 저는 당신에게 반문하고 싶습니다.

또 다른 예를 들어 "목욕은 어떻게 하면 되나요?"라고 묻는 분도 있습니다. 그러면 의사는 학생을 가르치는 선생처럼 의기양양한 얼굴로 "미지근한 반신욕이 좋습니다."라고 대답하는 식입니다. 마치 반신욕이라는 게 의학적으로 대단한 업적이라도 되는 것처럼 으쓱으쓱하며 대답합니다. 뜨거운 물이 너무 답답하면 허리까지만 담그면 될 일이고, 아니면 찬물을 틀어 미지근하게 만들면 될 일이 아닌가요? 몸이 원하는 쪽으로 선택하면 될 것을, 꼭 일일이 의사에게 물어야 하는지 저는 당신에게 반문하고 싶습니다.

저의 경우, 열이 39도까지 오르더라도 몸이 OK 사인을 보낼 때는 목욕을 하고, 열이 없더라도 오늘은 삼가는 편이 좋겠다고 몸이 말해줄 때는 목욕을 하지 않습니다. 그저 몸이 시키는 대로 따르면

된다는 말입니다.

나이가 들면 허리며 무릎이 자주 쑤시고 아픕니다. 그래서 노인들은 날마다 물리치료를 받으러 가곤 합니다. 그리고 집으로 돌아갈 때는 마치 경품이라도 당첨된 듯이 값비싼 파스를 잔뜩 싸 들고 갑니다. 저는 그 풍경이 너무도 부자연스럽게 느껴집니다. 진통제를 자주 먹으면 몸에 좋지 않다고 말하면서도 진통 물질을 가득 담은 파스에는 아무런 거부감이 없다는 것도 이해되지 않습니다. 물론 이런 말을 하면 금방 이런 반문이 돌아오곤 합니다.

"아니, 그러면 노인들은 병원에도 가지 말란 말인가요? 나이가 들면 여기저기 탈이 나는 건 당연하지 않나요? 그러니 병원에 가는 게 당연하지!"

물론 나이가 들면 어딘가 탈이 나는 게 정상이고, 조금이라도 편히 살기 위해서 고통을 누그러뜨리거나 증상을 완화해야 할 필요가 있습니다. 그 때문에 병원을 이용하는 것은 어쩔 수 없습니다. 그러나 의사의 진찰을 받고 약을 먹고 나면 다시 젊어지거나 몸이 완전히 좋아지는지 한 번쯤 생각해 보시라고 부탁드립니다.

움직일 때마다 몸이 아프다는 것은 '지금까지와는 다른 방식으로 몸을 움직이라'는 몸의 신호라는 점을 분명히 말씀드립니다. 예컨대 노인이 젊은이들처럼 강한 근육의 힘이 필요한 격한 활동을 하려 한다면 당연히 몸부터 거부할 것입니다.

그보다는 중국의 노인들이 아침마다 느릿느릿한 동작으로 태극권 체조를 하듯이, 느리고 한가로운 움직임으로 우주의 좋은 기운을 온몸으로 받아들이려는 자세가 필요합니다. 그것이 오히려 젊은이들의 격한 운동보다 훨씬 몸에 이로우며, 또한 신(자연)이 마련해 놓은 '노인의 지혜'라 할 수 있습니다.

그러나 요즘 노인들 대부분은 병원 만능주의에 길들여 있음을 솔직히 고백하지 않을 수 없습니다. 노인들은 나이를 거스르는 활동이나 평생 해왔던 나쁜 자세를 끝까지 고수하면서 이런저런 약이나 파스 따위로 해결해 보려고만 합니다. 그럴수록 몸이 보내는 신호를 감지하기 힘들어지는데도 말입니다.

모든 생명체의 뇌는 외부의 신호를 최대한 빠르게 대처하기 위해 반복행위를 통해 익숙해진 길을 우선 택합니다. 반복적인 행동으로 쉽게 처리된 과정을 뇌에 저장해 두고, 필요할 때 자동으로 작동시키는 것입니다. 에너지 소모를 최대한 줄여 '편함'이라는 보상을 얻지만, 습관은 그렇게 해서 고착되기 마련입니다.

말미잘의 경우 유충幼蟲 상태에서 이동 생활을 할 때는 뇌가 존재하다가 바위에 달라붙은 다음엔 뇌가 사라집니다. 환경변화가 많은 이동에는 외부의 정보를 처리할 뇌가 필요해도 고착된 환경에서는 반복행위의 속도가 더 중요하기 때문입니다. 말미잘 성체는 생체 에너지를 좀 더 효율적으로 사용하기 위해 뇌를 포기하는 쪽을 선택했습니다. '그래서 노인은 반성하지 않는다'라는 말이 나왔습니다. 그래서 '생각 없이 살면 사는 대로 생각하게 된다'라는 말도 나왔습니다.

그러나 때론 잠시 활동을 멈추어야 할 때도 있는 법입니다. 몸이 에너지를 충전할 필요가 있을 때가 그런 경우입니다. 자면서 쉬면 그만입니다. 그런데도 진통제를 먹고 주사를 맞아가며 억지로 움직이려 한다는 것은 참으로 어리석기 짝이 없는 짓입니다. 앞서 예를 든 것처럼 개나 고양이는 아프면 꼼짝하지 않고 가만히 웅크리고 있습니다. 녀석들은 몸이 낫는 지름길을 본능적으로 알기 때문입니다. 하기야 요즘은 애완동물들마저 조금만 이상하다 싶으면 주인이 호들갑을 떨며 동물병원으로 데려가는 실정이니 인간이야 말해 무엇하겠습니까?

행복한 죽음을 보여주는 것이
노인의 마지막 임무

고령화 사회에서 초고령화 사회로 진입하면서 앞으로 약 30년 뒤에는 연간 사망자 수가 지금보다 훨씬 늘어나리라 전망하고 있습니다. 그렇게 되면 병원 숫자도 함께 대단히 늘어나지 않는 한, 지금처럼 사망자의 대다수가 병원에서 사망하는 일도 어려워질 것입니다. 좋든 싫든 집에서 죽음을 맞이하는 재택사在宅死를 생각하지 않을 수 없게 되었습니다. 진짜 집이라고 느껴지는 곳에 산다는 것은 노인에게 무척 중요한 문제입니다. 물고기에게 물이 중요한 것과 똑같습니다. 노인들이 집 또는 '집처럼 느껴지는 곳'이 중요한 이유입니다.

재택사에는 재택의료사在宅醫療死와 재택자연사在宅自然死로 구분

할 수 있습니다. 오늘날 재택사라고 하면 병원에서 온갖 치료를 다 벌인 결과, 더 이상 개선의 여지가 보이지 않아 집으로 옮겨가는 경우가 대부분입니다. 따라서 당연히 병원에서 이루어지던 의료 장치, 연명 장치도 고스란히 집으로 가져가게 됩니다. 결국 장소만 병원에서 집으로 옮겼을 뿐, 사망할 때까지 계속해서 의사와 병원이 깊이 관여하기 때문에 저는 이것을 '재택의료사'라고 부릅니다.

이와는 반대로 '재택자연사'는 글자 그대로 될 수 있는 한 의사와 병원에 기대지 않고 자연스럽게 맞이하는 죽음입니다. 여기서 의사가 할 수 있는 역할은 그저 지켜보는 것과 앞으로 일어날 변화를 전달하는 것, 그리고 사망을 확인한 후 사망진단서를 발행하는 것이 전부입니다. 그러나 재택사에는 보통 다음과 같은 조건이 필요합니다.

재택사의 조건

첫째, 집에서 죽음을 맞이하고 싶다는 당사자의 결심이 있어야 한다.

둘째, 가족들이 '직접 병간호하고 싶다'라는 의욕이 있어야 한다. 실제로 의욕뿐
만 아니라 체력도 필요하고 시간적인 여유도 있어야 하며, 교대 인원도 필
요하다.

셋째, 재택사에 밝은 의사나 간호사 등 의료관계자와 간병 도우미 등 복지관계자

의 협력이 필요하다.

넷째, 가능하면 당사자의 전용 공간 등 환경이 필요하다.

다섯째, 어느 정도 경제력이 필요하다.

집에서 병간호를 수동적으로 받는 재택의료사와 달리, 재택자연사를 원할 때는 본인의 결심과 신념과 각오가 필요합니다. 이는 죽음이라는 자연의 질서를 주변 사람들에게 보이는 동시에, 자연사를 본 적 없는 의료관계자에게 교육의 기회를 앞장서서 제공하게 된다는 뜻이기도 합니다. 가족들로 하여금 자연사를 '지켜보도록' 하는 것 또한 노인 본래의 역할이라는 사실을 깨닫는 사람은 거의 없습니다.

연명치료를 중단하고 자연스럽게 임종을 맞이하고 싶어 하는 사람이 전보다 늘고 있는 것은 사실입니다. 그러나 '마지막 순간까지 집에서'라고 희망하는 사람은 얼마 되지 않습니다. 그 까닭은 '시중드는 가족에게 부담이 간다'라는 것과 '증상이 급변했을 때 어떻게 대처해야 할지 불안하다'라는 것이 있습니다. 따라서 집에서 병간호를 받기를 원한다면 나름의 신념과 각오가 절대 필요합니다.

지금처럼 모든 것이 병원에서 이루어지는 상황에서, 집에서 맞이하는 죽음에 관한 생각을 구체적으로 고민해 보기는 그리 쉽지 않는 것 또한 사실입니다. 그러나 앞으로 30년 뒤에는 얘기가 달라질 것입니다. 그때가 되면 지금 노부모를 모시고 있는 당신(자식 세대)이 자신의 마지막을 준비해야 할 시기이기 때문입니다.

아름다운 죽음을 위한
마무리 훈련

몸이 불편해진 노인일수록 가족들에게 될 수 있는 한 부담을 주지 않으려면, 스스로 할 수 있는 일은 어떡하든 혼자 해야 합니다. 가령 오른손이 마비되었다면 나머지 왼손의 활용도를 높이는 식입니다. 끼니때마다 일일이 누가 먹여주기를 바란다는 것은 당치도 않다고 저는 주장합니다. 세상과 천천히 이별할 때 그리 바쁠 것이 무엇이겠습니까? 한 끼 식사에 반나절이 걸려도 상관없습니다. 물론 스스로 먹을 수 있도록 조리법을 달리 하는 일에는 다른 사람의 도움이 필요합니다.

노인이 되면 아이처럼 변한다는 말이 있습니다. 노인들은 병이나 장애를 핑계 삼아 응석을 부리며 의존하는 경향이 있습니다. 사회적으로도 이것을 대충 허용하는 분위기가 만연해 있는 것도 사실입니다. 그러다 보니 원치 않을 때마저도 억지로 입속에 '음식이 들이밀어지는 고문'을 당하게 되는 것입니다. 그래서 저는 아내에게 늘 단단히 일러두고 있습니다.

"만일 내가 음식에 손을 대지 않으면 말없이 상을 물리고, 절대 억지로 떠먹여 주는 짓은 하지 말아줘요."

왜냐하면 제가 음식을 마다한다는 것은 정말로 몸이 원치 않는다는 뜻이기 때문입니다. 앞서도 말했지만 저는 지금껏 몸이 아무리 안 좋아도 약은 절대 먹지 않고, 식욕이 없을 때는 손을 숟가락으로 가져가지 않습니다. 시간이 지나 식욕이 생기면 그때야 밥상으로 다가갑니다.

몸의 신호에 마음을 잘 기울여온 사람이라면 가야 할 때가 언제인지 '감'이 오게 되어 있습니다. 그 시기가 오면 슬슬 마음의 준비를 하면 됩니다. 그 절차에 맞추어 조용조용 훈련을 하면 됩니다. 그리고 그 훈련의 대부분은, 자식들과 남은 가족들에게 부담을 주지 않기 위한 것들이어야 합니다.

그래서 습관처럼, 혹은 어리광을 부리는 아이처럼 '아프네, 가렵네, 힘드네' 따위의 말을 입에 올리는 태도를 삼가야 합니다. 물론 이것은 하루아침에 되는 일은 아닙니다. 그래서 평소에 훈련을 쌓아둘 필요가 있다고 말씀드리는 것입니다. 사랑에도 훈련이 필요하듯이 '잘 죽는 것'에도 훈련이 필요한 법입니다.

증상이 급변했을 때 어떻게 대처해야 할지 불안하다고 하지만 걱정할 것 없습니다. 솔직히 남은 것은 이제 '행복한 삶을 살고 세상과 이별하는 일'이니 불안할 까닭이 없다는 말입니다. 죽는 시기가 다소 빨라질 뿐입니다. 진정한 자연사의 경우 고통은 없다는 점을 분명히 말씀을 드립니다. 오히려 마지막에는 뇌에서 모르핀 계열의 '행복 호르몬'이 나와서 더없이 편안하고 안락한 느낌을 받는 모습을 수도 없이 지켜본 제가 자신있게 말씀드립니다.

죽음 특히 자연사는 한 인간의 여행을 마감하는 일입니다. 그래서 더욱 숭고해야 합니다. 그 마지막 순간을 어떤 방식으로 맞이하느냐에 따라 한 번뿐이었던 자신의 인생을 아름답게 마무리할 수 있다고 저는 강조합니다.

구급차로 병원에 이송된다면 그만큼 죽음이 미뤄집니다. 또 그만큼 '지옥의 고통'을 맛보기 십상입니다. 또한 급하게 달려온 주치의가 뭔가 손을 쓰면 모처럼 편안히 죽을 수 있는 기회를 놓치게 됩니다. 그런 훼방꾼들 없이 자기만의 마지막 예식을 치르고 싶다면 가족들에게 미리 아래처럼 당부해놓아야 합니다.

"일이 닥치거든 당황하지 말고 지켜보길 바란다. 의사나 간호사를 부르되 쓸데없는 조치를 하려들 지 모르니 내가 떠난 뒤에 부르도록 해라"

이 책을 읽고 계신 당신(자식들) 역시, 얼핏 부모가 괴로워 보일지라도 당사자는 고통을 느끼지 않는 상황에 접어들었으므로 걱정할 필요는 없습니다. 세상사는 늘 도움을 주고받는 상호관계에 놓여 있습니다. 병간호를 해서 자식들은 도리를 다할 수 있어 좋고, 노인은 자식들에게 한 생명이 자연스럽게 죽는다는 것이 어떤 의미인지를 보일 수 있어 좋습니다. 그것이 죽음을 맞이하는 자의 '마지막 역할'이라고 거듭 말씀드립니다.

인도와 티베트 사람들이
삶을 마무리하는 방식

저는 노인요양원에 근무하면서 오랫동안 티베트인의 죽음과 인도인의 죽음을 연구했습니다. 티베트 의학에 정통한 다이쿠바라 야타로大工原彌太郎의 가르침도 받았고 꾸준히 교류했습니다. 그는 보기 드물게 티베트의 사원에서 불교와 의학을 공부한 사람으로 말하자면 의학승醫學僧인 셈입니다. 의사이자 승려라는 말입니다. 티베트에서는 의사와 승려를 따로 떼어 놓고 생각하지 않습니다. 의사가 되기 위해서는 먼저 출가하여 티베트 불교의 수행을 쌓고 난 다음에야 비로소 의학을 공부할 수 있게 되어 있기 때문입니다.

티베트 의학은 유식학唯識學이라는 학문을 토대로 이루어졌습니다. 유식학이란 '이 세상의 모든 것은 마음의 문제'라는 사상을 말합니다. 마음의 본체인 식識을 떠나서는 어떠한 실재實在도 없다는 사상입니다. 당연히 우리가 죽으면 생명도 육체에 머물 수 없다는 사상입니다. 따라서 인간이 죽으면 나중에 아무것도 남지 않으며 혼魂도 어쩔 수 없이 소멸한다고 생각합니다. 석가모니 자신도 '나는 혼이 영원하다거나 그렇지 않다고 말하지 않았다'라고 했습니다. 그리고 법구경法句經을 통해서 '내 가르침을 받은 출가자는 삶과 죽음에 관계하지 말고 사후의 세계를 논하지 말라'고도 했습니다.

제가 티베트 의학을 공부하면서 가장 인상깊었던 것은 조장鳥葬이었습니다. 들판의 새들에게 자기 육체를 내어주는 장례 방식입니다. 이 장례 방식이야말로 티베트 불교를 믿는 티베트인의 생사관에서 생겨난 것이라 할 수 있습니다. 그들은 사람이 죽으면 더 이상 그 몸에 혼이 머물 수 없으므로 시체는 단순한 물체에 지나지 않는다고 생각합니다. 오히려 시체는 부패하는 것이고 더러운 것으로 생각합니다. 그것을 땅에 묻으면 대지가 손상되고, 태우면 공기가 오염되며, 물에 떠내려 보내면 물이 더러워진다고 생각합니다.

그러나 짐승들은 시체도 마다하지 않고 먹으니 베푸는 마음으로 자연에 내다 주는 것입니다. 티베트 의학에서 인간의 몸이란 돌을 던지면 그 돌이 긋는 하나의 포물선처럼 원초 생명에서 점점 발전하여 한창때를 누리다가, 마침내 기운을 잃고 떨어져 원래의 상태로 되돌아간다고 생각합니다. 티베트인들은 병이 나면 단순히 몸이 아픈 것인지 죽을 때가 된 것인지 간파하려고 합니다. 그것이 삶의 마지막이라고 생각하면 정면으로 대항하지 않습니다.

티베트인들은 몸속에 종기가 생기면 지금까지 하루에 세 차례 하던 식사를 하루에 한 번으로 줄입니다. 고기는 먹지 않고 짠파(일종의 미숫가루)로 대신하곤 합니다. 종기라는 것은 살에 생기는 병이므로 '피가 들어간 음식물을 먹어서는 안 된다'라는 말을 실천하기 시작합니다. 결국 승려들이 먹고 있는 푸성귀나 미숫가루로 식사하는데, 그런 식사를 하게 되면 감정도 식물성으로 변하여 더 이상 괴로워하지 않는다고 말합니다. '먹는 것이 영혼을 만든다'라는 말을 몸으로 실천하고 있습니다.

인도인은 암에 걸렸다는 사실을 통보받아도 일본인들처럼 무서워하거나 허둥대는 법이 없습니다. 환자에게 통고해도 두려워하는 일 없이 담담하게 받아들이는 경우가 대부분입니다. 환자 본인이 "얼마나 살 수 있을까요?"하고 물어 "앞으로 반년 정도"라고 대답해 주면 "감사합니다, 순례길을 떠나야겠습니다."라며 정말 순례길에 오르기도 합니다. 이 얼마나 대담한 사람들인지 연명치료를 강조하는 의사로서 깊은 감명을 받습니다.

인도의 오지 마을에서는 죽음이 성큼 다가서면 대부분 밖으로 나갑니다. 어두운 집안에서 죽지 않고 따뜻한 태양과 맑은 하늘 밑에서 죽기를 원하기 때문입니다. 한복판에 구멍이 뚫려 있는 그물 침대를 걸고 밑에 양동이를 놓고 대소변을 받는 방식으로 되어 있어 사람의 도움이 많이 필요하지 않습니다. 이런 죽음의 방식은 한 달 정도 걸립니다. 식사는 가족이나 마을 사람들이 가져다줍니다. 그러나 본인이 '이제 안 먹겠다'라고 하면 천천히 죽음의 길로 들어서는 것입니다.

죽어가는 사람은 그런 시간을 가짐으로써 죽음의 길을 준비할 수 있습니다. 자고 싶어 하면 자게 합니다. 그리고 일어나면 가족과 마을 사람들이 무엇을 생각했는지 묻습니다. 그런 식으로 죽음이란 무엇인가를 배우며 이별하는 것입니다. 때로는 고통이 심한 경우도 있는데 그럴 때는 옆에서 기도해 주거나 위로의 노래를 불러 주기도 합니다. '길을 떠나는 사람은 마음이 얼마나 평화로울까'라고 저는 생각합니다.

인도에서는 예로부터 인간의 일생은 4주기四期로 분류합니다. 학습에 전념하는 학습기(學習期, 1~25세), 일을 해서 재물을 쌓고 사회적 성공을 이루는 가주기(家住期, 26~50세), 모든 것을 버리고 숲 속에 들어가 요가와 명상 등의 수행을 하는 임주기(林住期, 51~75세), 수행자가 되어 전국을 떠돌며 수행하는 유행기(遊行期, 76~100세) 등 네 주기가 바로 그것입니다.

마치 죽을 때를 깨달은 동물이 모습을 감추듯이, 집을 나온 노인들은 자기도 알지 못하는 땅에서 죽어가는 것을 이상으로 삼고 있습니다. 가족과 함께 있으면 죽을 때 가족들을 수고롭게 만들기 때문입니다. 그래서 가족이 없는 땅에서 조용히 육신을 눕히고자 하는 것입니다. 가족들도 집 나간 할아버지와 할머니를 위해 기도를 하긴 하지만 찾으려고 허둥거리지 않습니다. 그렇게 대부분은 자연 속에 흡입되듯 사라져갑니다.

각종 기계가 불을 번쩍이는 병실에서 자신도 알지 못하는 미래와 싸우며 죽어간다는 것은 참으로 안타까운 일입니다. 기계에 연결된 것들의 도움을 받다가 기계음이 사라지면 세상과 이별하는 방식은 참으로 비참한 일입니다. 그것은 생명의 존엄성을 무시하는 방법이고 개인의 주체성을 무너뜨리는 죽음이며 생명에 대한 모독이라고 저는 생각합니다.

티베트인의 죽음은 인도인에 비하면 좀 더 의지적이고 현실적입니다. 대체로 티베트 의학의 기본이 되는 고파古派, rnying ma pa 불교는 인간을 포함한 모든 동물이 죽으면 저세상도 극락도 천국도 없다는 사상을 기본으로 하고 있습니다. 그러니 당연히 사후의 세계를 찾아 기도하면서 죽음의 길을 떠나려고 하지 않습니다. 그들은 자신의 의지로 자신의 생을 아름답게 끝내려고 합니다.

티베트 의학의 기본이 되는 고파 불교에서는 이렇게 석가모니의 말을 인용하여 '승려들은 삶과 죽음에 관계하지 말라. 삶과 죽음을 어떻게 할 수 있다고 생각하지 말라'고 깨우침을 주고 있습니다. 의사 역할을 대신하고 있는 승려에게 생명을 어떻게 해보려는 것은 제 분수를 모르는 행동이라는 깨우침입니다. 티베트의 독특한 죽음 방식에 포와Phowa라는 것이 있습니다. 죽을 때 스스로 숨을 끊는 방식입니다. 목숨을 구질구질하게 연명하면 쓸데없는 잡념이 생기므로 결단을 내려 순식간에 죽는 방식입니다.

티베트인의 방식이나 인도인의 방식이나 공통점은 죽음에 직면해서 당황하지 않고 임종을 확실히 지켜본다는 것입니다. 자기 인생을 되돌아보고 반추하고 고개를 끄덕이며 편안하게 죽어가는 그런 죽음이야말로 인간답고 존엄한 죽음이라고 저는 생각합니다.

저 또한, 오래된 나뭇잎처럼 바람이 이쪽으로 불면 이쪽으로, 저쪽으로 불면 저쪽으로 흔들리는 사이에 죽고 싶습니다. 저는 가족들에게 떠벌리는 장례식 같은 것을 하지 말 것을 누누이 강조한 바 있습니다. 그것은 존엄한 죽음을 원하는 저의 가치관을 뿌리째 뒤흔드는 것이라 절대로 동의할 수 없습니다.

저는 큰스님이나 주위의 스승들로부터 '삶의 의술'을 배우고 익혀왔습니다. 티베트 불교가 죽은 다음의 일에 관심을 두지 않는 것처럼, 살아있는 시간을 완전히 마무리하면 그것으로 아무런 여한이 없기 때문입니다.

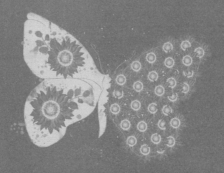

3장

내버려두어도 암은
아프지 않다

"가까운 일가친척 가운데 세 분이 암으로 돌아가셨습니다. 그런데 세 분 모두 암을 너무 늦게 발견하는 바람에 손쓸 틈도 없이 돌아가셨죠. 지금 생각하면 얼마나 다행인지 모릅니다. 왜냐하면 의사와 병원이라는 '비참함을 조장하는 손길'에서 벗어나 조용한 죽음을 맞을 수 있었으니까요. 저는 솔직히 암이 두렵지 않습니다. 병원이 아니라 집에서, 그리고 그 흔한 항암치료 하나 받지 않고 평화롭게 떠나는 모습을 봤으니까요."

암은 때릴수록
흉포해진다,

자연 치료와 기공 치료로 암을 고치는 면역학의 권위자 야야마 도시히코矢山利彦 박사는 '암은 때릴수록 흉포해진다'라고 주장합니다. 항암제를 사용하면 암세포 중 흉포한 놈만 살아남기 때문입니다. 이것은 생명체가 지닌 기본 성질인데 모든 생명체는 생존이 1차 목표이기 때문입니다. 항암제는 몸속의 세포를 파괴할 뿐만 아니라 암 환자에게 아주 중요한 면역력도 파괴합니다. 항암제는 제일 강력한 암세포만을 살아남게 하고 암세포를 공격적으로 만듭니다. 면역력이 떨어진 상태에서 강력한 암세포의 공격을 받으면 어떻게 되겠습니까? 결과는 너무나 뻔합니다. 누군가 몽둥이로 당신을 때린다면 멀리 도망친 다음, 체력을 길러 나중에 복수를 도모하지 않겠습니까?

대체요법 클리닉을 운영하며 기공과 식사요법으로 큰 성과를 올리고 있는 도시히코 박사는 젊었을 때부터 승승장구하며 한때 황금손으로까지 불릴 정도의 유명한 외과 의사였습니다. 그랬던 그가 손에서 메스를 버린 이유는 무엇일까요? 그는 '아무리 잘라내고 또 잘라내도 암이 낫지 않았는데, 나은 것처럼 보여도 또 생겨났다'라고 고백합니다. '항암제란 항암제는 다 썼어도 낫는 것처럼 보이지만 결국 낫지 않았는데, 그저 생명이 조금 연장된 정도였다'라고 고백합니다. 일본의 유명 암 치료 전문의사인 호시노 요시히코 星野仁彦 박사는 〈암 승리자들의 증언〉이라는 책에서, '항암치료를 받은 15만 명의 환자들을 조사한 결과, 폐암 · 유방암 · 난소암 · 악성 림프종 등으로 항암치료를 받으면 방광암이 증가하고, 백혈병으로 항암치료를 받으면 폐암이 증가하고, 난소암으로 항암치료를 받으면 대장암이 증가했다'라고 밝히고 있습니다. 한쪽을 때리면 다른 쪽이 커진다는 말입니다. 그런데 병원에서 치료받다가 효과 없는 항암제를 그만두게 하면 소송을 당합니다. 정말 웃지 못할 현실입니다.

항암치료를 해도 암이 재발하는 이유는 무엇일까요? 암 환자들은 대부분 3대 요법(수술 · 항암제 · 방사선)을 받게 됩니다. 당신이 일단 병원에 들어가면 이 3대 요법을 벗어날 수가 없습니다. 그런데 대부분의 암 환자에게서 암이 재발하거나 전이되는 근본 원인은 무엇일까요? 이 치료법은 수많은 암세포 중에서 유독 눈에 크게 보이는 것들만 수술로 떼어 내거나, 항암제나 방사선으로 줄여 주는 것일 뿐, 몸속에 있는 암세포를 완전히 죽여 없애는 것이 아닙니다.

항암제의 경우 단 4주 동안만 효과가 있다고 밝힌 연구도 많습니다. 4주가 지나면 항암제의 효과는 떨어지고 다시 암세포들이 자라나기 시작한다는 것입니다. 오죽하면 전 세계 암치료의 1등 국가를 자처하는 미국의 국립암센터[NCI] 소장인 테비타[Tevita] 박사는, 15만 명의 항암제 치료를 추적 조사한 결과를 미국 의회 증언에서 아래와 같이 발표했습니다.

"항암제는 무력합니다. 화학요법으로 항암제를 투여해도 암 종양은 순식간에 자신의 유전자를 변형시켜 항암제에 대한 내성을 갖게 됩니다. 여기 수천 페이지에 이르는 연구 결과를 검토해 보십시오. 항암제는 단순한 독약이 아니라 강한 발암성이 있으므로 환자에게 투여하면 다른 장기에 또 다른 암을 발생시킵니다."

우리 몸에는 약 100조 개의 세포가 있습니다. 그런데 암세포는 하루에 약 5,000개 이상이 생성됩니다. 100조 개 세포 중 5,000개는 거의 없는 것이나 마찬가지의 숫자입니다. 우리 몸의 면역체계가 제대로 작동하기만 하면 이 5,000개의 암세포는 매일 깔끔하게 처리할 수 있습니다. 백혈구를 비롯해 자가면역 시스템에 의해 암세포는 사멸하게 됩니다.

그런데 일단 살아남으면 문제가 심각해집니다. 면역시스템이 감당할 수 없는 숫자의 많은 암세포가 누적되면 일이 생깁니다. 빠른 속도로 무한 증식하는 것이 암세포의 특징이기 때문입니다. 암은 10~20년 동안 암세포가 증식해야 암이 될 수 있습니다. 암세포는 1개에서 2개로, 2개에서 4개로 2배수로 증가합니다. 1개의 암세포가 10번 분열하면 2,024개가 되고 20번 분열하면 104만 개가 됩니다. 이처럼 30번 분열하면 무려 10억 7,400개가 됩니다. 이때 암세포의 지름은 1cm 정도 되는데 비로소 초음파나 CT에서 발견될 수 있습니다.

암 전문병원을 운영하는 마가라 준이치真柄純− 박사는 자신의 병원에서 3대 요법(수술·항암제·방사선), 그리고 아무것도 하지 않은 환자 등 4그룹으로 나누어서 임상실험을 한 결과를 발표했는데 이렇게 말합니다. "암은 아무 치료도 받지 않는 것이 가장 낫기가 쉽습니다. 이 사실을 이해하는 사람이 늘어나기를 나는 진심으로 바랍니다."

캐나다와 스웨덴에서는 암 환자들에게 항암치료나 수술 등을 하지 않기로 유명합니다. 캐나다에서는 암 환자의 6%만이 수술을 받고 있으며, 항암치료는 겨우 5%밖에 안 됩니다. 더구나 수술과 항암치료를 병행해서 치료하는 의사는 캐나다에서 3%밖에 안 됩니다. 왜 캐나다와 스웨덴 같은 구미 선진국 의사들은 항암치료나 수술을 하지 않는 것일까요? 그 이유는 아주 간단합니다. 수술 · 항암제 · 방사선 등은 암을 치료하는 것이 아니기 때문입니다.

연구 결과 그 치료 효과가 입증되지 않았으며 오히려 암세포의 전이와 재발을 촉진하고 있다는 것을 잘 알고 있기 때문입니다. 효과가 없다는 것을 잘 알면서도 돈을 벌기 위해 마구잡이식으로 말기암 환자들에게까지 수술 · 항암치료 · 방사선으로 환자의 몸을 찢어 놓고 훼손하는 것은 인간이 할 짓이 아니기 때문입니다.

미국에서 이루어진 한 연구 결과도 이를 입증하고 있습니다. 심폐소생술을 받고 인공호흡기에 의지한 채 중환자실 치료를 받은 말기암 환자들은, 그렇게 하지 않은 환자들에 비해 마지막 일주일 동안 삶의 질이 훨씬 나빴다고 보고하고 있습니다. 환자들을 돌봤던 사람들도 그들이 사망한 지 6개월 후 심각한 우울증을 겪을 확률이 세 배나 높았습니다. 완화치료 전문팀과 상담한 말기암 환자들은 화학요법 치료를 더 일찍 중단했습니다. 대신 호스피스 케어를 더 일찍 선택했으며, 삶의 마지막 단계에서 고통을 덜 경험했습니다. 더욱이 이들은 일반적인 연명치료를 받은 사람들보다 25%나 더 오래 살았다는 놀라운 결과도 제시하고 있습니다.

2008년, '암에 대처하기'Coping with Cancer라는 전국 규모 프로젝트에서 발표한 연구 결과에 따르면 말기암 환자가 기계를 통한 인공 호흡이나 전기적 심폐소생술 등을 받았거나, 죽음이 임박한 상황에서 중환자실에 들어가 집중 치료를 받았을 경우, 그런 인위적 개입을 받지 않은 사람들보다 마지막 일주일에 경험한 삶의 질이 훨씬 나빴다는 것을 알 수 있습니다. 그리고 환자가 사망한 지 6개월 후 그를 돌봤던 사람들이 심각한 우울증을 겪을 확률도 세 배나 높았습니다.

그러나 미국에서는 메디케어Medicare(65세 이상의 노인에게 제공되는 연방정부의 의료보험제도) 비용의 25%가 생의 마지막 1년에 접어든 5%의 환자에게 사용되고, 또 그 가운데 대부분은 거의 아무런 효과가 없는 최후 1~2개월에 집중됩니다. 돈이 생명을 이길 수 없는 시스템입니다.

다카하라 기하치로高原喜八郎는 일본에서 손가락 꼽는 유명한 암 전문의사입니다. 그는 방사선 요법에 대해서도 혹독하게 비판합니다. '방사선으로 1년 동안 치료하고 여기에 항암제까지 사용하면 환자는 99.9%가 저세상으로 간다'라고 주장합니다. 방사선뿐만 아니라 수술과 항암제 또한 일시적으로 암을 줄여 놓을 뿐 그 효과는 거의 없다고 주장합니다. 오히려 암세포가 내성이 생겨 자연치유로도 고치지 못하게 될 정도도 역효과가 납니다. 수술과 항암제, 그리고 방사선으로 걸레 조각처럼 산산이 조각난 장기를 되살리는 것은 불가능하기 때문입니다.

분명히 말씀드리지만, 오늘날까지 암 치료제는 없습니다. 가장 좋은 치료법은 오염된 식생활에서 벗어나 내 몸을 깨끗하게 만드는 것입니다. 채식과 단식을 통해 깨끗한 음식으로 몸속의 독소와 노폐물을 제거해야 합니다. 그렇게 되면 면역력이 강화됩니다. 그렇게 내 몸속의 암세포를 건강한 세포들이 모조리 잡아먹도록 해야 합니다. 이렇게 해서 치료된 암은 재발이나 전이를 걱정하지 않아도 되는 가장 좋은 치료법입니다. 여기에는 시간이 조금 걸립니다. 조급하게 생각해서 그나마 괜찮은 몸을 3대 요법으로 걸레 조각을 만들지 말기를 바랍니다. 치료는 속도가 아니라 방향이라는 점을 다시 한번 강조합니다.

수술·항암제·방사선은
죽음을 재촉한다.

수술이 가장 위험합니다. 특히 암은 해당 부위를 크게 잘라 내거나 해당 장기 전체를 적출한 후에 관련 림프샘까지 몽땅 제거하는 대수술이 되기 쉽습니다. 그런데 암은 건드리는 순간 메스가 가해져 혈관이 잘리면 혈액과 함께 암세포도 흘러나와 상처 부위에 붙게 됩니다. 그곳에서 암세포가 폭발적으로 증가하여 전이가 발생합니다.

항암제 또한 아주 위험합니다. 항암제의 독성은 심폐·골수·신장의 기능을 떨어뜨리고 병원균과 싸우는 백혈구까지 파괴합니다. 결과적으로 면역력을 저하시켜 감염에 취약한 몸으로 만듭니다. 암 표준치료 중에서 비교적 인체가 덜 손상되는 건 방사선치료입니다. 비교적 삶의 질을 계속 유지할 수 있기 때문입니다. 그러나 과도할 경우 피부가 헐거나 장기에 구멍이 나고, 뼈도 쉽게 부러집니다.

이 3대 치료는 수명을 연장하기보다 죽음을 재촉하고 맙니다. '부작용이 없는 좋은 항암제가 있다'라며 항암제 치료를 부추기는 의사들도 많습니다. 이 말은 '부작용을 멈추는 약물과 함께 항암제의 분량을 늘린다'라는 말로 이해해야 합니다. 그러나 항암제 대부분은 독약이나 극약으로 지정되어 있습니다. 계속 주입하면 건강하던 사람도 1년 안에 절반이 죽어버리는 독극물이라는 말입니다. '꿈의 신약'은 환상일 뿐입니다.

이런 사례는 트럭에 한가득 채울 수 있을 정도로 많습니다. 여배우 야치구사 가오루八千草薫는 건강검진에서 췌장암이 발견되어 췌장을 적출하는 수술을 받았으나 1년 뒤에 간에서 암이 재발해 그로부터 10개월 후에 세상을 떠났습니다. 여배우 가와시마 나오미川島なお美와 전 스모 선수 지요노 후지千代の富士貢도 무척 건강했지만, 각각 담관암과 췌장암 진단을 받고 암 수술을 한 후 수개월이 지나 암이 재발해 1년 만에 사망했습니다. 배우 아쓰미 기요시渥美清는 간에서 전이한 폐암을 수술하고 4일째 되는 날에 사망했습니다. 제가 얼마나 많은 사람을 열거해야 이 책을 읽는 당신이 믿어줄까 궁금합니다. 이들은 모두 암으로 사망한 것이 아니라 병원의 잔인한 암

치료로 죽은 것이나 다름이 없다고 저는 주장합니다.

그런데 암에는 '암과 비슷한 것'과 '진짜 암'이 있다는 사실을 아는 사람은 거의 없습니다. 암과 비슷한 것 즉, 종양도 암으로 진단된다는 말입니다. 암의 절반 이상은 종양에 불과합니다. 암 진단을 확정하기 위해 현미경으로 세포의 생김새를 보면 진짜 암과 종양이 거의 똑같아 보입니다.

중요한 점은 '진짜 암'도 '종양'도 치료하지 않는 것입니다. 종양은 해로움이 거의 없고 '진짜 암'의 경우 수술을 하면 암이 급격히 날뛰어 폐 · 간 · 뇌 · 뼈 등 목숨과 직결되는 장기로 전이됩니다. 진행 암도 암 치료를 받을 필요가 없습니다. 오히려 암 치료를 받는 순간 암의 역습이 시작됩니다. 암과 싸워 이기겠다고 병원에 자진해서 들어가 3대 요법을 받는 순간 생명이 단축된다는 사실을 반드시 기억해야 합니다. 저는 '암은 노화현상'이라고 항상 주장합니다. 암을 방치하는 요법이야말로 가장 지혜로운 암과의 공생 방식입니다.

'인류는 머지않아 암을 극복할 것'이라는 매스컴의 허황된 소리를 믿는 사람들이 아직도 많습니다. 벌써 100년 전부터 내려온 말입니다. 100년 동안 제약회사는 무엇을 했습니까? 100년 동안 병원은 무엇을 했습니까? 사실 암을 극복할 꿈의 신약이 나타나게 되면 가장 먼저 지구상에서 퇴출당하는 사람들은 그 제약회사와 그 병원들일 것입니다. 일본 국립암센터는 '20년 후에도 암 사망자 수는 줄지 않는다'라고 벌써 고백한 바 있습니다. '암은 질병이 아니라 노화현상'이라는 사고의 전환이 필요합니다. 나이를 먹을수록 암세포가 몸에 쌓이므로 암도 늘어나기 마련입니다. 80세 이상인 사람의 시체를 해부해 보면 거의 모두에게서 암이 발견되기 때문입니다. 의사들과 제약회사의 '공포마케팅'에 휘둘리지 말아야 합니다. 암과 싸우기보다 노화로 받아들이는 편이 좋습니다. 암과 싸우는 순간 삶이 엉망이 되기 때문입니다. 죽음이 두려우면 삶도 두려워지게 되기 때문입니다.

병원에 자주 가는 사람일수록 수명을 단축하기 쉽습니다. 저는 자신있게 말할 수 있습니다. 건강하다면 검사 같은 것은 받지 말고 암을 억지로 찾아내지도 말아야 합니다. 어쩔 수 없이 건강검진을 받아서 만약 암이 발견된다고 하더라도 그대로 두는 것이 최선이라고 거듭 강조합니다. 만일 통증이 발생한다면 완화 케어(말기암 환자의 고통을 완화하는 치료)를 받는 것은 추천할 수 있습니다. 이것이 지혜로운 암과의 공생 방식입니다.

죽기에는
암이 최고다.

제가 '암으로 죽는 것이 좋다'고 말하면 병원을 지나다 뺨을 맞을 것입니다. 환자나 환자 가족이 '우우~' 하는 소리가 들리는 듯합니다. 의사나 병원 측에서 '돌팔이 의사'라고 손가락질하는 것도 저는 이해됩니다. 그러나 저는 대형 병원의 의사로 근무하던 20여 년 전부터 어딜 가나 '죽기에는 암이 좋다'라고 주장해 왔습니다. 이 이야기를 책으로도 써냈습니다.•

그러다 보니 '너는 과연 어떻게 죽나 보자'라며 나의 임종 자리에 꼭 참석하고 싶다는 사람들이 생겨날 정도로 뭇시선을 끌기도

• 《노년과 죽음을 피하지 마라》 1994, 고단샤
　《행복한 임종 : 의사와 엮이지 않고 죽는 법》 1998, 고단샤

했습니다. 암 때문에 지독한 고통을 겪거나 소중한 사람을 암으로 떠나보낸 사람에게는 제 주장이 곱지 않게 보일 수도 있습니다. 그럼에도 저는 여전히 '죽기에는 암이 최고'라는 생각을 고수하고 있습니다. 여기에는 두 가지 이유가 있습니다.

첫째, 자신이 죽어가는 모습을 주변에 보이는 것이야말로 인간의 마지막 의무라 여기기 때문입니다.

죽음에 대한 인식의 전환이 필요합니다. 모든 상업적 판단(병원과 의사)을 제거해야 죽음이 존엄한 인류의 유산이라는 인식에 도달할 수 있습니다. 서서히 쇠약해지는 데에는 암이 적격입니다. 오늘날 거의 모든 암 환자가 병원에서 전쟁터와 같은 과정을 완전히 숨긴 채 병마와 싸우며 힘겹게 죽어가는 것은 너무도 큰 낭비라고 저는 주장합니다. 또한 '최고의 유산'이라고 할 수 있는 죽음의 과정을 보이고 싶지 않다며 차라리 돌연사를 희망하는 사람을 볼 때면 그저 '참으로 인색하다'라는 생각밖에 떠오르지 않습니다.

둘째, 비교적 마지막까지 의식이 맑은 상태로 의사표시를 하기에는 암이 더할 나위 없이 좋기 때문입니다.

마지막까지 의식을 맑게 유지하려면 '구급차 사절, 병원 사절'이라는 조건이 선행되어야 한다고 저는 계속 주장합니다. 암으로 인한 사망은 머지않은 미래의 집행일을 비교적 확실히 정해주기 때문입니다. 따라서 신변 정리를 깔끔히 할 수 있고 신세를 진 사람들에게 감사와 작별의 인사를 제대로 전할 수 있습니다.

그러나 우리 사회는 암으로 인한 사망을 그다지 환영하지 않습니다. 암이라고 하면 누구나 '극심한 통증'을 연상하기 때문입니다. 그러나 모든 암이 그렇지는 않습니다. 주위를 둘러보면 분명히 암이었는데 통증 하나 없이 사망한 사람들이 아주 많습니다. 그런 사람들은 대개 '신기하게도' 또는 '보기 드물게' 또는 '뜻밖에' 또는 '기적적으로'라는 표현과 함께 특별한 경우인 것처럼 가볍게 치부해 버리곤 합니다. 제가 '모임'을 시작할 무렵, 어느 시골에서 온 참가자인 노인이 이런 말을 한 적이 있습니다.

"가까운 일가친척 가운데 세 분이 암으로 돌아가셨습니다. 그런데 세 분 모두 암을 너무 늦게 발견하는 바람에 손쓸 틈도 없이 돌아가셨죠. 지금 생각하면 얼마나 다행인지 모릅니다. 왜냐하면 의사와 병원이라는 '비참함을 조장하는 손길'에서 벗어나 조용한 죽음을 맞을 수 있었으니까요. 저는 솔직히 암이 두렵지 않습니다. 병원이 아니라 집에서, 그리고 그 흔한 항암치료 하나 받지 않고 평화롭게 떠나는 모습을 봤으니까요."

그러면서 그는 "그런 식으로 죽을 수 있다면 암도 나쁘지 않다"라는 말을 덧붙였습니다. 사람들이 암을 '지독하게 아픈 병'이

라고 여기는 까닭은 수술과 방사선과 맹독성 항암제로 암세포를
어설프게 괴롭히기 때문입니다. 완전히 근절할 수 있다면 몰라도
여전히 암세포의 잔당이 존재하는 이상 아군을 해친 데 대한 원한
때문에라도 암이 복수에 나서지 않겠습니까? 암을 무찌르기 위해
이쪽에서 먼 저 칼을 휘둘렀으니 몸 안에서 피비린내 나는 전쟁이
벌어지는 것은 어쩌면 당연한 일인지도 모릅니다.

암은 정말로
예방할 수 있을까?

암 예방에는 '암에 걸리지 않기 위한 1차 예방'과, 정기적으로 검진을 받아 조기에 발견함으로써 '너무 이른 죽음을 피하는 2차 예방'이 있습니다. 그런데 정말 암에 걸리지 않기 위한 예방이 가능할까요? 결론부터 말하면 유감스럽게도 100% 예방 대책은 없습니다.

다음은 일본 국립 암연구센터의 암 예방 지침입니다. 이 책을 읽고 계신 당신에게, 과연 이 지침이 진실인지 저는 묻고 싶습니다.

예방을 위한 습관 12가지

1. 균형 잡힌 영양을 섭취할 것.

2. 매일 식생활에 변화를 줄 것.

3. 과식을 피하고 지방은 최소한으로 섭취할 것.

4. 술은 적당히 마실 것.

5. 흡연하지 말 것.

6. 비타민과 섬유질이 많이 함유된 음식을 섭취할 것.

7. 짠 음식은 적게 먹고 너무 뜨거운 음식은 식혀서 먹을 것.

8. 탄 음식은 피할 것.

9. 곰팡이 핀 음식에 주의할 것.

10. 햇볕을 지나치게 쬐지 말 것.

11. 적절하게 운동할 것.

12. 몸을 청결히 할 것.

이보다 최근 것으로는 '과학적으로 검증된 암 예방법'이 있습니다.

과학적으로 검증된 암 예방법 6가지

1. 금연 : 담배는 피우지 말 것. 타인의 담배 연기도 최대한 피할 것.

2. 금주 : 꼭 마셔야 한다면 가능한 한 적당히 마실 것.

3. 식사 : 가리지 말고 골고루 균형 잡힌 식사를 할 것.

  - 염장식품, 염분은 최소한만 섭취할 것.

  - 채소나 과일은 항상 충분히 섭취할 것.

－ 가공육, 붉은 고기(소, 돼지, 양 등)는 가능하면 삼갈 것.

－ 음식물을 뜨거운 상태에서 먹지 않도록 할 것.

4. 신체활동 : 일상생활을 활동적으로 보낼 것.

5. 체형 : 너무 살찌거나 마르지 않게 체중을 적정한 범위로 유지할 것.

6. 감염 : 간염바이러스 감염 유무를 확인하고, 감염된 경우는 치료 조치할 것.

대략 이런 정도입니다. 마지막에 거론한 간염바이러스 이야기 말고는 모두 일반적인 생활습관병에 대한 예방책일 뿐입니다. '과학적으로 검증된' 암 예방법이라며 야단스럽게 부르짖고는 있지만 딱히 암에 국한된 예방법이라고 하기엔 뭔가 미심쩍다고 말할 수 있습니다. 정말 이런 조항들을 잘 지키면 암에 걸리지 않을까요? 평소에 늘 절제 있게 생활하는 우리 요양원의 어느 암 환자는 이런 조항들을 읽고 '웃기는 소리!'라며 헛웃음을 짓기도 했습니다.

'암을 유발하는 가장 큰 위험인자가 무엇인가'라는 질문에 누군가 '한 해 한 해 나이를 먹는 것'이라고 대답했다고 합니다. 저는 이 대답에 더 많은 점수를 주고 싶습니다. 그렇다면 암 예방법의 하나로 '나이 먹지 말 것'이란 조항도 포함되어야 한단 말인가요? 국립 암연구센터의 저 조항들이 저는 참으로 의심스럽습니다.

암 검진은
반드시 해야 할까?

제 주변에는 자연의 원리를 습득하고 행동에 나서는 분들이 많이 계십니다. 진실은 깨우치는 것도 중요하지만 실천하는 것이 더 중요하다고 저는 강조합니다. 그들은 모두 정년퇴직과 함께 암 검진을 모두 끊고 후련한 기분으로 지내고 계십니다. 그들은 한결같이 '암 검진은 몸에 해롭다'라고 말합니다. 왜 그렇게 생각하는지 물어보면 대부분의 대답은 다음과 같습니다.

"설령 암이 아니더라도 조금만 이상하면 정밀검사를 받으라고 해요. 암 검진을 받다가 '정밀검사를 받아야 한다'라는 말을 듣게 되면 누구라도 마음이 편할 리 없죠. 만일 진짜 암이면 어떡하나 싶어 착잡하기만 하고, 밤마다 잠을 설치고 식욕도 떨어지는 데다가 일도 손에 안 잡혀요. 결과가 나올 때까지는 살아도 사는 게 아니죠.

게다가 정밀검사 결과가 나오려면 열흘에서 길게는 2주씩 걸립니다. 이런 꺼림칙한 기분을 짐처럼 등에 지고 살고 싶지는 않습니다. 심지어 정밀검사를 받다가 '위에 구멍이 났네요', '장에 구멍이 났네요' 하는 말까지 듣게 되는데 세상에는 모르는 게 약인 일도 있지요. 정말이지 두 번 다시 그런 경험을 되풀이하고 싶지 않습니다."

저는 의사이지만 '암 검진은 불필요하다'라는 주장에 적극 찬성합니다. 물론 암 검진이 100% 무조건 나쁘다는 것은 아닙니다. 간혹 '조기 발견' 후에 생활 습관을 완전히 바꾸어 평생을 무병장수하는 사람도 저는 많이 보았습니다. 암이 사람을 살리는 경우입니다. 그런데 대부분의 암 검진은 다음과 같은 방향으로 휩쓸려 가기 일쑤입니다. 가령 다음과 같은 것들입니다.

암 검진의 문제점

1. 암은 절대 100% 잡아낼 수 없다. 아무리 우수한 검사라도 정밀도가 100% 일 수는 없기 때문이다. 또한 암인데도 놓칠 확률이 엄연히 존재한다.

2. 과잉 진단으로 과도한 검사나 치료를 초래할 수 있다. 그 결과 과도한 의료비 부담을 떠안을 가능성이 농후하다.

3. 심리적인 스트레스를 불러온다. 정밀검사가 필요하다는 이유로 불안감에 휩싸이고 심한 경우 그런 과도한 스트레스가 새로운 암을 불러오기도 한다.

4. 검사하는 과정에서 우발사고 등 뜻밖의 사태가 일어날 수 있다. 예를 들어 내시경검사에서는 장기에 구멍이 나거나 출혈의 가능성이 있으며, 드물게 사망하는 사건도 발생한다.

5. 방사선 피폭의 문제가 있다. 검진 과정의 피폭은 새로운 암을 유발하거나 2세의 유전자에 심각한 영향을 줄 가능성이 있다.

그래도 암 검진을 받아야 한다면 다음에 나오는 내용 또한 제대로 알아두시길 바랍니다.

검진은 먼저 정밀도가 높아야 합니다. 암을 놓치지 않고 걸러내는 지표 중에 민감도敏感度가 있습니다. 민감도가 높으면 높을수록 좋기는 해도 현실적으로 100%는 있을 수 없습니다. 한편, 암이 아닐 때 확실하게 아니라고 규정하는 지표를 특이도特異度라고 합니다. 민감도가 높아도 특이도가 낮으면(암이 확실하게 아니라고 판단되면) 정밀검사가 계속해서 늘어납니다. 반면 특이도가 아무리 높아도 민감도가 낮으면 암을 놓칠 확률 또한 높아집니다.

암을 잡아내지 못해 소송으로까지 확대되는 경우도 많아서 이제껏 민감도만 중시되어 온 경향이 있습니다. 암이 아닐 때 확실하게 아니라고 판정하는 특이도 또한 민감도 못지않게 중요합니다.

민감도만 지나치게 추구하다 보면 암이 아닌 것을 암으로 의심해서 과잉 진단 사태가 벌어집니다. 자연히 값비싼 정밀검사도 늘어나게 됩니다. 병원 측에서는 돈이 되는 각종 검사를 선호하게 되고, 환자 측에서는 통장의 잔액이 자꾸 줄어들게 된다는 말입니다.

정밀검사를 자꾸 하게 되면 출혈이 발생할 위험이 생깁니다. 위와 장에 구멍이 나는 등 우발사고의 가능성도 높아집니다. 전립선암의 경우 전립선에 바늘을 찔러 넣어 조직을 떼어내는 방법을 사용하는데, 조직을 잘라내어 직접 눈이나 현미경으로 관찰하는 생체검사의 경우는 육체적 고통이 수반됩니다. 방사선을 과잉으로 쪼이는 경우 피폭의 위험성도 높아집니다. 검사 비용뿐만이 아닙니다. 검사를 받기 위해 생업을 포기해야 하며 결과가 나올 때까지 '혹시나' 하는 불안한 마음으로 지내야 합니다. 지뢰밭을 걷는 기분이 됩니다.

그냥 내버려두어도 문제가 없는 종류의 암도 있습니다. 그러나 일단 발견이 되면 치료하기 위해서 온갖 헛수고와 부작용이라는 고통을 입게 되는 것이 현실입니다.

암세포는 매일
5,000개씩 생긴다.

"암은 이제 두 명 가운데 한 명꼴로 발생하며, 암 환자 세 명 가운데 한 명이 죽음에 이르는 질병이다."

매스컴에서는 매일 같이 암에 대한 공포의 뉴스를 생산해 냅니다. 뉴스를 들을 때마다 가슴이 쿵쾅 뜁니다. '혹시 내가?'라는 생각에 불안감이 엄습합니다. 그러나 저는 암은 노화의 한 현상일 뿐이라고 주장합니다. 따라서 고령화가 진행될수록 암으로 인한 사망자가 늘어나는 건 당연한 일이니 너무 불안해하지 말라고 주장합니다. 제가 '초고령 사회에서는 모두가 암으로 죽는다 해도 이상할 게 없다'라고 말하면 '늙은 의사가 헛소리하는구나'라며 외면합니다. 이름 없는 노인요양원 의사가 아무리 소리 높여 외친들 누구 하나 거들떠보지도 않는다는 사실을 저도 잘 알고 있습니다.

신문이나 TV에 대한 세간의 믿음은 가히 절대적이라 할 수 있으니 제 말보다는 매스컴의 보도를 소개하는 것이 훨씬 효과적인 것도 사실입니다. 저도 어쩔 수 없이 신문 기사를 오려서 강연에 이용하기도 합니다. 권위 있는 신문의 귀한 말씀(?)을 인용해야 사람들이 신뢰하기 때문입니다. 2011년 4월 5일 교토신문 조간에 '인지도 낮은 면역세포의 암 퇴치'라는 제목의 기사가 실린 적이 있습니다.

건강한 사람의 몸속에서도 매일 약 5,000개의 세포가 암으로 변한다. 그러나 그것을 면역세포가 물리쳐주기 때문에 도움이 된다. 일본능률협회 종합연구소가 인터넷으로 남녀 각 1,000명을 조사한 결과, 이처럼 중요한 면역세포의 역할을 모르는 사람이 70%나 되었다.

암세포라는 것은 '몸속에서 명령에 따르지 않고 멋대로 증식하는 이색 분자'를 말합니다. 따라서 암세포를 적으로 인식하여 공격하는 것은 우리 몸의 자연스러운 면역시스템입니다. '우리 몸은 항상 우리 편'이라는 인식의 전환이 필요합니다. 그런데 이 시스템은 나이가 들어갈수록 점점 약해지게 마련이고, 그런 까닭에 고령층의 암 발생률이 높을 수밖에 없는 것입니다.

목숨을 다하면 죽는 것이 자연의 법칙입니다. 생명으로서의 유통기한이 끝난 노인에게 암이 생긴다는 것도 같은 맥락에서 이해해야 합니다. 암은 저세상으로부터 천사가 찾아와 "수고했네. 이제 자네 역할은 끝났으니 그만 돌아가세."라고 손을 내미는 것과 같습니다.

누군가에게는 인생이 피곤한 것일 수도 있고 보람된 것일 수도 있습니다. 모두 제 몫의 시간을 선물로 받아 인생이라는 여행을 해갑니다. 당연히 고단할 때도 되었습니다. 이제 푹 쉴 수 있는 세상으로 가야 할 때이니 천사의 손을 고맙게 잡아야 할 것입니다.

그런데 천사를 정중하게 대하기는커녕, 배를 칼로 가르거나 방사선을 쐬거나 항암제를 쏟아붓는다면 어떻게 될 것인지 생각해보셨나요? 암은 화가 치밀어 제멋대로 날뛰게 될 테고, 당연히 엄청난 통증이 발생하지 않겠습니까? 그대로 두었더라면 아무런 갈등도 없이 서로 공존하며 대부분 편안하게 죽음을 맞이할 수도 있었을 텐데 말입니다.

일본의 명품 조연배우로 유명한 이리카와 야스노리川保則는 2010년 7월, 림프샘으로 전이된 8cm 크기의 직장암이 발견된 후 수술을 받았습니다. 그리고 이듬해인 2011년 1월, 간에 두 군데의 전이가 발견되었습니다. '치료하지 않으면 반년에서 1년, 항암제

치료를 하면 2년 정도 생명을 연장할 수 있다'라는 것이 담당 의사의 소견이었습니다. 그때 이리카와는 치료를 거부하며 이렇게 말했습니다.

"연기자는 무대가 곧 생명입니다. 항암제 부작용으로 기진맥진하여 무대에 서지 못한다면 그거야말로 죽은 거나 다름없죠."

그 뒤 죽음을 목전에 둔 상태에서 이리카와는 자신의 연기 인생을 정리하는 노래를 취입하고 가수로 데뷔하기까지 했습니다. '살아 있는 동안 할 수 있는 모든 걸 하고 싶다'라는 생각에 자신의 목소리를 남긴 것입니다. 그 뒤 2011년 12월 24일, 이리카와는 인생이라는 자신의 무대에서 아름답게 내려갔습니다.

이리카와의 마지막 모습은 '연명의 본질'을 그대로 보여줍니다. 삶이란 '무슨 수를 쓰든 명줄을 잇는 것'이 아니라 '죽음 직전까지의 삶을 어떻게 살아가느냐'에 따라 전혀 다른 품격으로 남게 됩니다. 실로 멋진 인생관이라는 생각이 듭니다.

'암 난민'이란 말이 있습니다. 더 나은 치료법을 찾아 이 병원 저 병원을 헤매는 사람들을 뜻하는 말입니다. 더 이상 손쓸 방도가 없다는 말을 들었을 때, 어떻게든 살려줄 의사가 어딘가에 있을지 모른다는 기대감으로 우왕좌왕하는 사람들을 말합니다. 안타까운 노릇입니다. 다만 그토록 발버둥 치며 애태우느라 그나마 남아 있는 삶마저 엉망으로 만드는 사람이 대부분입니다. 저는 당신에게 삶의 마지막 장을 비참하게 끝내고 생명도 짧아지는 최악의 결과만은 피할 수 있기를 진정으로 바랍니다. 문득 이리카와가 불렀던 마지막 노래의 한 소절이 생각납니다.

"막이 내리면 연극은 끝난다네. 내 꿈은 연극이었고 이제 한 치의 후회도 없다네."

노인의 암은
불행이 아니다.

암에 걸린 것이 불행일까요, 아니면 암을 발견한 것이 불행일까요? 70세 안팎의 여러 유명 인사들이 '나는 건강하다'라는 것을 증명이라도 하려는 듯 정밀검사를 받은 후에, 뜻밖에 암이 발견되어 치열한 싸움을 벌인 끝에 곧바로 세상을 떠난 일이 얼마나 많았는지 당신도 방송을 통해 지켜보았을 것입니다. 정밀검사만 받지 않았다면 아직도 일선에서 더 활약하고 있을 사람도 꽤 많았을 텐데 참으로 유감스러운 일이 아닐 수 없습니다.

암은 정밀검사를 통해 발견되기도 하지만 다른 검사를 받다가 우연히 '초기에' 발견되는 경우도 많습니다. 그렇다면 초기에 암이 발견된 것은 다행스러운 일일까요? 곰곰이 그리고 '상식적으로' 생각해 보기로 합시다.

설령 초기암이라 해서 암세포를 떼어냈다 해도 그 후 일정 기간마다 고통이 따르는 검사를 되풀이해야 한다는 사실은 현재의 병원 시스템에서는 당연한 과정입니다. 또한 무사히 5년이 지난 뒤에도 내내 재발에 대한 두려움을 안고 살아가야 합니다. 조금이라도 몸에 이상이 생기면 '혹시나' 하는 생각이 뇌리를 스칠 것이니 그 스트레스는 죽을 때까지 계속 이어지게 됩니다.

초기암이든 말기암이든 이미 '암의 패러다임'과 '병원 시스템의 패러다임' 안에 들어와 버렸기 때문입니다. 거기에서 벗어나기란 결코 쉬운 일이 아닙니다. 제 경험으로 봐선 일단 그 패러다임에 갇히면(정밀검사를 계속 받으면) 살아 있는 동안 이런 일이 계속 반복되는데 이것이 바로 '조기 발견의 불행'입니다.

그렇다면 평소에 암 검진이나 정밀검사를 가까이 하지 않는 경우는 어떨까요? 암에 걸리면 다들 아프다고 하는데 어째서 좀 더 일찍 알아채지 못하는지 신기할 따름입니다. 간혹 아무 증상 없이 잘 지내다가 '입이 짧아지고 몸이 마르면서 안색도 나빠서' 주변 사람들이 보다 못해 억지로 검사를 받게 했더니 이미 손쓸 시기를 놓친 암이었다는 식의 이야기를 듣곤 합니다. 그렇다면 왜 그 지경이 되도록 병원을 찾지 않았을까요? 대답은 의외로 간단합니다. 아프지 않았기 때문입니다.

'때늦은 발견'이라는 것이 때론 대단히 불행하기 짝이 없는 일처럼 비칩니다. 그러나 생각해 보십시오. 당사자는 그때까지 아무 걱정 없이 자유롭고 충실한 나날을 보내고 있었습니다. 통증이 나타나지 않는 한, 체력이 떨어져 자유로운 활동이 어려워질 때까지 평소대로 생활하면 되는 것입니다.

오래 산다고 해서 무조건 다 좋은 것도 아닙니다. 그보다는 어떤 상태로 사느냐가 더 중요하다고 저는 강조합니다. 저는 변변치 못한 시골 의사지만, 노망이 나서 맨발로 산천을 헤맨다든지, 언제 죽을지 모르는 채 무수한 세월을 자리보전한다든지, 식물인간 상태로 병상에 누워 '억지로 살려지는 것'은 절대 사양하는 1인입니다.

번식을 마치고(자손을 번성시키고) 한참을 더 오래 보람되게 살았으니 그만하면 충분합니다. 마음먹은 대로 인생의 막을 내릴 수 있는 암이 찾아오는 것은 그야말로 최고라고 생각합니다. 저는 이것을 가리켜 '때를 놓친 덕에 얻은 행운'이라고 부릅니다.

암 때문이 아니라
암 치료 때문에 죽는다.

암 치료법은 크게 수술 · 방사선 · 항암제, 이렇게 세 가지로 구분합니다. 이 밖에도 면역치료, 암 백신요법, 온열요법 등이 있는데 그 어느 것도 절대 암을 뿌리뽑지는 못한다고 저는 의사의 양심을 걸고 말씀드릴 수 있습니다.

암은 완전하고 깨끗하게 없애버릴 수가 없습니다. 암세포는 매일 우리 몸에서 5,000개 이상 새로 생기고 누적되면서 증식해 버리기 때문입니다. 항암제는 맹독성 독극물이므로 암을 없애는 데 효과적일 수 있습니다. 다만 암이 사라지기 전에 목숨이 먼저 사라지기 때문에 그리 실용적이지 않을 뿐입니다. 그럼에도 의료 현장에서는 '항암제가 잘 듣는다, 효과 있다'라는 말을 자주 듣는데 도대체 그것은 어떤 뜻일까요?

　일반적으로 항암제가 잘 듣는다는 것은 ① 치유 ② 연명 효과, ③ 증상 완화, ④ 암 축소라는 네 가지의 의미를 담고 있습니다. 항암제가 '잘 듣는 것'으로 인정받고 채택, 승인되는 데에는 특별한 기준이 있습니다.

　먼저 X선 사진 등 자료상으로 암의 크기(면적)가 절반 이하로 줄어든 기간이 4주 이상 지속되어야 하고, 항암제를 사용한 환자의 20% 이상이 그런 상태를 보여야 합니다. 비록 나머지 80%의 환자가 반응하지 않는다 하더라도 '잘 듣는 약'으로 인가받을 수 있다는 얘기입니다. 병원과 제약회사는 이것을 '효과가 있다'라고 말하는 것입니다. 사정을 모르는 환자 측이 '효과가 있다'라는 말을 '낫는다' 또는 '사라진다'라고 받아들인다 해도 누구를 탓할 수가 없게 되어 있다는 말입니다.

　게다가 항암제는 거의 '독극물'의 성격을 갖고 있어서 당연히 심한 부작용이 따른다는 사실을 알아야 합니다. 암세포만 공격하는 게 아니라 정상세포와 신체의 모든 조직까지 공격하기 때문입니다.

　혈액암과 고환암 등의 경우에는 어느 정도 항암제가 효과를 발휘하기도 합니다. 그러나 위암이나 폐암처럼 덩어리가 있는 경우에는 사정이 다릅니다. 암이 일시적으로 줄어들 수는 있지만 큰 의미가 없다는 말입니다. 몇 달 정도 연명 효과는 있을지는 몰라도 부작용이 너무 심해 기진맥진 상태이기 일쑤입니다.

결국 항암제로 인해 고통스러운 기간만 더 늘어날 뿐이라면 너무 비참하지 않은가요? 그럭저럭 연명한다고 하더라도 어떤 상태로 연명하느냐가 문제라는 말입니다. 더욱이 항암제는 맹독성 독극물이라서 효과는 없어도 부작용은 반드시 있게 마련입니다. 다시 말해 연명 효과는 없어도 생명을 단축하는 효과는 분명히 있다는 말입니다. 생명을 연장하려다 비참하게 삶을 마감하는 결과를 낳고야 맙니다.

천수를 누린 사람에게
암은 어떤 의미인가?

재단법인 암연구소 명예 소장인 기타가와 토모유키北川知行는 1994년 무렵부터 천수암天壽癌이라는 개념을 맨 처음으로 제시했습니다. 구체적으로 '별다른 고통도 없이 마치 천수를 다한 듯, 사람을 죽음으로 인도하는 초고령자의 암'으로 정의할 수 있습니다. 여기서 말하는 초고령자란 일단 85세 이상의 남성과 90세 이상의 여성입니다. 기타가와 소장이 이 개념을 도입한 목적은 다음과 같습니다.

첫째, '천수암'의 존재를 밝힘으로써 사람들이 지나치게 암을 겁내지 않고 암에 합리적으로 대처할 수 있는 길을 넓히는 것.

둘째, 고령자나 초고령자의 암으로 인한 자연사를 밝힘으로써 환자 개인 각자에게 맞는 치료를 가능하게 하는 것.

이 두 가지 목적을 뒷받침하는 '천수암 사상' 6개 항목도 함께 소개합니다.

천수암 사상

1. 사람은 모두 태어나면서부터 천수를 부여받는다.

   (누구나 반드시 죽는다는 뜻이다)

2. 질병이나 사고 없이 편안하게 천수를 다하는 것은 축복이다.

   (사인은 상관없다)

3. 초고령자의 암은 일종의 장수에 대한 세금과 같은 것이다.

   (암은 대부분 유전자에 변화가 쌓여 발생한다. 나이가 들면서 암 발생률이 급격히 높아지는 것은 자연현상이다)

4. 초고령자가 암으로 사망하는 것은 자연사의 한 형태다.

   (인간의 3분의 1은 암으로 사망한다)

5. 천수암인 경우라면 암으로 인한 사망도 나쁘지 않다.

   (오히려 다른 질병으로 인한 사망보다 나은 경우가 많다)

6. 천수암에 대해서는 그 어떤 공격적인 치료나 무의미한 연명치료를 실시하지 않는다.

정리하자면, 결국 초고령자의 암은 장수세와 같은 것이므로 인간에게 주어진 자연스러운 종말의 한 방식으로 볼 수 있다는 것입니다. 또한 암으로 인한 초고령자의 고통 없는 죽음은, 사람의 죽는 방식으로서 나쁘지 않은 선택이며, 따라서 천수암이라는 사실을 알게 되면 공격적인 치료도, 무의미한 연명치료도 하지 말고 자연의 법칙에 충실히 따라야 한다는 것입니다.

천수암의 발생 빈도는 1,000건에 몇 건 정도로 보고 있습니다. 천수암 제창자 토모유키에 의하면 천수암은 초고령자에게만 해당하는 것이며, 이 개념을 비교적 젊은 환자에게 적용하면 숙명론이 되므로 찬성할 수 없다고 말합니다. 천수암이라 진단하기는 상당히 어려운 일입니다. 암의 위치와 범위, 암의 성격, 환자의 기력과 체력 등 여러 요인을 고려해 진단해야 하기 때문입니다.

스스로 자연사를 선택한
어느 말기암 환자 이야기

제가 근무하는 노인요양원에서 있었던 일입니다. 어느 79세의 노인이 피를 토하는 바람에 집에서 병원으로 실려 갔습니다. 정밀검사 결과, 이미 치료 시기를 놓친 위암으로 판명이 났습니다. 게다가 중증 이상의 치매가 있어서 가족들도 적극적인 치료를 원하지는 않았습니다. 그 후 9일이 지날 때까지 수혈만 했을 뿐 지혈을 하지 않은 상태였습니다. 입으로 음식을 조금 먹을 수 있게 되자 가족들의 희망에 따라 저희 노인요양원에 들어오게 되었습니다.

사실 의료시설이 완벽하게 갖춰져 있지 않은 노인요양원이 병원으로부터 말기암 환자를 인계받는 일은 거의 없는 편입니다. 일반적으로 노인복지시설에는 상근의사가 없고(주 2회 반나절 정도 위

탁 의사가 옵니다) 야근 간호사도 없습니다. 저희처럼 상근의사가 있고 간호사도 24시간 365일 근무하는 시설은 전체 노인요양원의 5% 정도에 불과합니다. 게다가 말기암 환자의 경우 괴로워 몸부림칠 만큼 통증이 일어난다는 잘못된 생각이 지배적이기 때문에 일단 받아주려 하지 않는 것이 일반적입니다.

그런데 저는 그때까지 마약성 진통제를 사용하는 말기암 환자를 본 적이 없었기 때문에 그것이 얼마나 힘든 일인지 몰랐습니다. 그래서 당연히 나와 함께 일하는 간호사나 간병 직원들도 그분의 말기암을 그리 겁내지 않았습니다. 그렇다고 해서 소생할 가망이 있었던 것은 아니었습니다.

암세포는 조직이 약해서 출혈을 시작하면 멈추기 어려운 경우가 많습니다. 그래서 두세 차례 병원으로 데려가 수혈을 한 후, 그래도 출혈이 계속된다면 가족에게 인도할 생각이었습니다. 그런데 얼마 지나자 놀랍게도 콜타르처럼 검기만 했던 환자의 대변 색깔이 조금씩 옅어지기 시작했습니다. 한 달 반쯤 지난 후 대변의 색깔이 완전히 정상으로 돌아왔습니다. 곧이어 환자는 스스로 왕성하게 음식을 먹기 시작했습니다.

보름쯤 더 지나 혈액검사를 했더니 빈혈까지 개선되어 거의 정상치가 되어 있었습니다. 그 뒤로는 외출하는 등 여느 사람과 다름없는 생활이 8개월쯤 지속되었습니다. 통증이라곤 전혀 없었습니다. 처음 얼마 동안은 식욕이 왕성했는데, 욕심이 생긴 노인은 점점 입에 달고 자기가 좋아하는 빵과 과자에 손을 대기 시작했습니다. 당연히 영양 균형이 무너져 팔다리가 부어올랐습니다. 제가 인스턴트 음식을 계속 먹으면 큰일이 난다고 충고하자, 그런 음식을 끊었고 결국 부종이 사라졌습니다.

병원에서 퇴원할 때까지만 해도 병원 측에서는 남은 수명이 기껏해야 두세 달이라고 했습니다. 결과적으로 그 환자는 사망 직전까지 평범하게 생활하며 무려 1년 가까이 생존할 수 있었습니다. 그렇게 되기까지 제가 그 환자에게 특별히 치료 조치를 한 일은 전혀 없었습니다. 수명을 조금 더 연장했다는 사실보다 중요한 것은, 그 노인이 아무런 고통 없이 편안하게 자연사를 맞이할 수 있었다는 점입니다.

때를 놓쳤어도
고통 없이 떠날 수 있다.

저희 노인요양원에 계시던 에비(70세) 씨는 식욕이 떨어지고 몸이 야위기 시작하는 데다 위장 상태가 좋지 않다는 이유로 병원으로 가서 입원했습니다. 검사 결과, 진행성 위암으로 판단되었고 남은 수명이 3개월이라는 진단이 나왔습니다. 게다가 복막염도 일어나고 암에 대해 적극적으로 치료하려는 의사마저 없어서 2주 만에 퇴원한 뒤 노인요양원으로 돌아왔습니다.

통증은 전혀 없었습니다. 그런데 복막염으로 복수가 차올라 배가 심하게 부풀어 있는 상태였습니다. '너무 힘들어하시면 아무래도 복수를 빼내야겠군' 하고 생각하고 있었습니다. 그런데 갑자기 의식을 잃고 수면에 가까운 상태에 들어갔습니다. 물 한 방울조차 넘기지 못하게 된 것입니다.

저는 링거주사며 인공호흡기를 채워 방해하는 일 따위는 일절 안 하기로 했습니다. 그렇게 에비 씨는 8일째 되는 날 더없이 평온한 모습으로 세상을 떠났습니다. 그런데 놀랍게도 그가 숨을 거두자 불룩하던 배가 푹 꺼져 들면서 복수가 완전히 사라졌습니다. 사람이 살아가기 위해서는 수분이 필요합니다. 따라서 살아 있는 동안은 '더 이상 필요 없게 되는 순간까지' 몸에 있는 물을 전부 다 사용하는 것입니다. 사람의 몸이 이처럼 신비한 것이구나, 새삼 경탄할 수밖에 없었습니다.

우리 요양원에 계시던 후쿠이(103세) 씨는 온몸에 황달이 와서 병원에 입원했습니다. 알고 보니 췌장암이었습니다. 담즙이 십이지장으로 가는 출구 부근을 막고 있었던 것입니다. 그래서 그 막힌 통로에 그물망 모양의 금속 튜브를 넣어(스텐트 시술) 담즙이 흐를 수 있도록 병원에서 조치했습니다. 그리고 2주 뒤에 퇴원하여 우리 요양원으로 돌아올 수 있었습니다. 병원 측에서는 어차피 암이 증식하면 이 그물망 모양의 튜브가 막히게 될 거라고 저에게 설명해 주었습니다.

하지만 후쿠이 씨는 그 후 7개월 뒤에 세상을 뜨기까지 음식을 먹는 데 별다른 이상이 없었습니다. 다만 밥 위주로만 먹고 반찬은 그다지 먹지 않았습니다. 그로 인해 영양이 불균형해져서 임종 2∼

3개월 전에는 팔다리가 부어오르기 시작했습니다. 그러나 가끔 열이 39도까지 오른 적은 있어도 황달이 오거나 병원을 찾은 적은 단한 번도 없었습니다. 또한 마지막에는 붓기도 사라졌고 아무런 통증도 없이 편안히 떠날 수 있었습니다.

의술이 아무리 발달해도 사람의 몸이 일으키는 신비로운 변화를 모두 예상할 수는 없습니다. 병원에서 어떤 진단을 내리고 어떤 예측을 하건 상관없이, 몸은 저 스스로 자연스러운 죽음을 찾아가는 방향으로 작동합니다. 따라서 '시기를 놓친' 환자라고 해서 자연사나 평온사의 기회마저 놓쳤다고 말할 수는 없는 것입니다.

의사의 법칙이 아니라
자연의 법칙에 따르시라.

교토 외곽에 거주하는 모리노(84세) 씨는 우리 모임의 회원으로 5년 전에 어느 암 전문병원에서 폐암 진단을 받았습니다.

"그때 담당 의사가 말하길, 연세가 80이면 권하지 않는데 환자분은 79세이니 수술을 할 수 있다고 하더군요."

80세는 안 되고 79세는 된다고? 의사의 그 황당한 말에 신뢰감을 잃게 된 모리노 씨는 교토에 이상한 의사가 주관하는 독특한 모임이 있다는 소문을 듣고 우리 모임에 나오게 되었습니다. 그리고 두세 차례 참석하더니 이후로는 병원과의 관계를 완전히 끊기로 결심했습니다.

그 뒤 5년이 지나도록 아무런 통증이나 호흡 곤란 증세가 없었습니다. 그러다가 급격히 기력을 잃고 한 달 정도 앓기 시작했습니다. 폐암 진단을 받은 후 4년 3개월 동안 좋아하는 탁구를 하며 건강하게, 그야말로 평범한 생활을 거뜬히 유지했으니 대단한 일이 아닐 수 없습니다. 그러나 이미 병원과의 관계를 끊은 터라 어느 병원이고 무조건 사절하는 바람에 제가 곤란하게 된 상황이었습니다.

저는 그대로 돌아가시면 '의문사'라는 명목으로 경찰이 개입하여 성가신 일이 벌어지니까 급히 주치의를 찾으라고 조언했습니다. 때마침 공교롭게도 교토 외곽에는 아는 사람이 없어서 현지 의사회를 찾아가 상담하도록 권했는데, 거기서는 '암으로 인한 자연사 따위는 듣지도 보지도 못한 일이며 의사로서 상식 밖의 일'이라는 이유로 아예 상대조차 해주지 않았습니다. 그대로 내버려둘 수도 없어 사방팔방 수소문한 끝에 간신히 의사를 찾아낼 수는 있었습니다. 그런데 이 의사 역시 상식 운운하며 이렇게 말했습니다.

"암에 걸리면 투병하는 게 당연하죠. 처음부터 아무런 조치도 취하지 않는다는 건 말도 안 됩니다. 당장 입원부터 하세요."

이런저런 수많은 검사와 링거주사 등등 판에 박힌 절차를 이행하라는 얘기였습니다. 모리노 씨는 별수 없이 딱 한 번 링거주사를 맞고 혈액검사를 받은 모양인데, 이후에는 '사망을 확인한 후 사망진단서만 발급받으면 그걸로 족하다'며 모두 거절했습니다. 사실 혈액검사 결과, 의사는 폐암의 종양표지자 수치가 너무 높은 것에 놀라 상당히 겁을 먹었던 모양입니다. 그러나 의사에게는 환자가 교과서인 셈입니다. 그 의사에게도 이런 환자는 쉽게 찾을 수 있는 것이 아니기 때문에 틀림없이 좋은 공부가 되었을 것입니다.

그 후 어느 햇살이 내리쬐는 따뜻한 봄날에 모리노 씨는 세상과 이별했습니다. 가족들이 담당 의사에게 연락을 취했으나 진료 중이라는 이유로 사망 확인은 오후에나 이루어졌다고 합니다. 임종은 부인 혼자 지켜보았습니다. 그녀는 '다음엔 내 차례'라는 마음으로 눈을 크게 뜨고 남편이 떠나는 모습을 처음부터 끝까지 낱낱이 지켜보았다고 합니다. 여간 다부진 분들이 아닐 수 없었습니다. 처음에는 아무런 치료를 하지 않는다는 것에 거세게 반대하던 가족들도 나중에는 '이런 평온한 죽음을 보여 주시다니' 하며 고마워했습니다. 부모가 이런 방식으로 떠나가게 되면 무척 강한 인상으로 남게 되기 마련입니다.

앞서 소개한 후쿠이 씨는 103세, 그리고 모리노 씨는 84세이므로 천수암에 해당합니다. 천수란 '하늘이 내려준 수명'이며 인생의 정년입니다. 의사의 상식대로라면 그들은 모두 병원에서 온갖 치료를 받으며 비참한 고통 속에서 세상을 떠나야 했을 것입니다. 그러나 그들은 의사의 법칙이 아닌 자연의 법칙을 택했고, 그에 대한 선물로 편안한 죽음을 맞이할 수 있었던 것입니다.

아프리카 대륙의 침팬지에서 떨어져 나와 호모 사피엔스로 진화한 700만 년의 인류 역사 중, 최근을 제외하면 인간의 평균 수명이 항상 30세 이하였다는 사실을 잊지 말아야 합니다. 로마 제국의 시절 평균 수명이 28세였다는 연구도 있습니다. 늙기 전에 죽는 것이 자연스러운 현상이었다는 말입니다. 우리는 더 살려고 발버둥칠 것이 아니라 오래 사는 것에 감사해야 합니다.

호스피스 시설은 어째서
'뒤치다꺼리'로 전락했을까?

호스피스Hospice는 손님Hospes이란 뜻의 라틴어에서 나온 말입니다. 중세 시대 '성지순례자들이 하룻밤 쉬어가던 곳'이라는 뜻으로 시작되어 오늘날 자연스러운 죽음을 맞이하는 장소이자 그것을 도와주는 활동 전반을 가리키는 용어로 쓰이게 되었습니다. 일반적으로 호스피스는 육체적 고통을 비롯하여 정신적, 영적 고통을 덜어주고 완화해 주는 서비스를 제공하는 시설입니다. 이곳에 입소할 수 있는 자격은 대부분 암 환자로 규정되어 있습니다.

그런데 현재 호스피스 활동의 중심은 실질적으로 육체적인 통증 완화라 할 수 있습니다. 왜냐하면 심한 육체적 통증은 인격을 무너뜨리고 일상생활을 불가능하게 만들기 때문입니다. 그러나 제가 노인요양원에서 일하는 동안 평균 수명에 이른 70여 명의 암 환자를 지켜본 결과, 암에 대해 공격적인 치료를 전혀 하지 않았을 경우 통증이 거의 없었다는 사실을 분명히 말씀드립니다. 중년층 환자에게도 마찬가지일 거라고 예상합니다. '치료가 없으면 통증은 없다'라는 것이 저의 결론입니다.

앞길이 한창인 환자의 경우에는 본인이 치료하고 싶지 않다고 주장하더라도 주변에서 가만히 두지 않을 것이 확실합니다. '아이들 양육 문제는 어쩔 셈이냐, 아직 갚아야 할 대출금이 남아 있지 않느냐, 등등의 이유로 절대 동의하지 않을 것이기 때문입니다. 따라서 나중에야 비참하게 되든 말든, 혹시 있을지도 모르는 가능성을 믿고 할 수 있는 한 최선을 다해볼 수밖에 없을 것입니다.

물론 노인의 경우 본인이 치료를 거부하더라도, '어쩌면 나을지도 모르잖아요?'라든가 '손자 얼굴 볼 때까지는 사셔야죠' 등등의 말을 들으면 생각이 달라지는 것이 사실입니다. 그러나 암에 대해 아무런 치료를 받지 않은 고령자가, 말기가 되어 극심한 통증 때문에 호스피스 시설에 입소하는 사례는 찾아보기 힘듭니다. 현실적으로 암에 대한 온갖 공격적인 치료를 하다 하다 결국 마지막에 도달하는 장소가 호스피스 시설입니다. 그런 까닭에 사실상 호스피스란 곳이 이른바 뒤치다꺼리 시설로 전락해 버리고 말았습니다.

저는 호스피스에 대한 부정적인 의도가 전혀 없습니다. 결과적으로 그런 위치로 정착되지 않았나 하는 씁쓸한 마음을 감출 수 없을 따름입니다. 말하자면 야구 배트로 한껏 후려갈긴 흔적을 쓱쓱 쓰다듬는 것과 같은 꼴이라는 말입니다. 할 수 있는 한 괴롭힌 뒤 어쩔 수 없이 보살피는 장소가 호스피스 시설로 변해버린 것 같아서 안타깝습니다. 야구 배트로 때리는 것(과도한 치료)을 피하기만 하면 되는데, 현실은 오히려 그 반대여서 뒤치다꺼리용 호스피스 시설이 점점 많아지고 있는 것이 현실입니다.

고령의 암 환자 자신이 암에 대한 관점을 '떠나야 할 때의 신호'로 받아들이는 사고의 전환이 필요하다고 저는 주장합니다. 아무런 조치도 취하지 않는다면 그들에게는 애초에 호스피스 시설에 들어갈 필요 없을 것이기 때문입니다.

자기 삶의 마무리를
타인에게 맡길 것인가?

간혹 호스피스 시설에 들어간 후 그들의 도움을 받아 그간의 인생 숙제였던 일들, 가령 불편했던 사람과의 화해에 성공했다든지, 고향에 누워 계신 부모의 묘를 찾아갈 수 있었다든지 등등 행복한 결말에 관한 이야기들이 매스컴을 통해 소개되기도 합니다.

그러나 좀 더 생각해 보면 이런 일들은 개개인이 스스로 자유롭게 움직일 수 있는 동안, 이를테면 환갑이나 고희 등 인생의 분수령에서 미리 매듭지어두는 것이 좋습니다. 평소 죽음을 염두에 두고 살았다면 뒤늦게 부랴부랴 남의 도움을 받아 가면서 '생의 마지막 과제'를 수행하지 않아도 될 것이기 때문입니다. 개학 전날 밤에 혼자 깨어 밀린 숙제를 하는 학생처럼 인생을 살지 말아야 한다고 저는 주장합니다. 사실 죽음이라는 것은 의사가 해결할 문제가 전혀 아닙니다. 죽고 사는 인생의 중요한 문제를, 왜 스님이나 목사가 아니라 의사에게 맡겨야 하는지 저는 반문하고 싶습니다.

일반적으로 의사는 의학을 공부하여 의사면허를 취득한 사람일 뿐입니다. 특별히 인생 공부를 했거나 인생 수업을 받은 게 아니라는 말입니다. 게다가 젊은 의사는 이렇다 할 인생 경험도 거의 없기 마련입니다. 인생을 거의 다 살아낸 '베테랑'이 자식뻘 되는 의사에게 '어떻게 죽어야 하느냐'라는 어려운 문제를 들이댄다는 것은 그야말로 딱하기 그지없는 노릇입니다. 그것은 마치 대기업 사장이 동네 가게 주인에게 '기업은 어떻게 운영해야 하나요?'라고 묻는 것과 하나도 다르지 않습니다.

의사는 의사대로 짐이 너무 무거워 도망칠 수밖에 없습니다. 그래서 의사들은 죽어가는 환자에게서 발길을 떼려는 경향이 있습니다. 죽을 뻔한 체험을 했다든지 암이나 난치병으로 가족을 잃은 경험이 있는 의사는 그나마 조금 낫겠지만, 줄곧 인생의 탄탄대로를 걸어온 의사라면 죽음을 깊이 이해할 가능성은 전혀 없습니다.

그러니 출신 대학이나 교수나 박사와 같은 간판에 현혹되지 마시고, 자연의 법칙에 따라 평온하게 보내드리는 것이 부모님에 대한 예의일 것입니다.

고령자의 암은
방치할수록 편안하다.

저 역시 일반병원에서 노인요양원으로 옮겨올 당시만 해도 '말기암은 지독히 아픈 것'이라는, 이른바 병원과 의사들의 통념과 고정관념을 가지고 있었음을 솔직히 고백합니다. 그래서 말기암 환자에게 통증이 시작되면 어떻게 대처해야 할지 솔직히 겁이 나기도 했던 것이 사실입니다. 게다가 집단생활시설에 속하는 노인요양원이다 보니 너무 힘에 부치지 않을까 염려스럽기도 했습니다. 저처럼 대형 병원의 원장과 이사장을 보낸 후, '이렇게 살면 안 되겠다'라고 자진해서 노인요양원으로 들어온 의사도 그랬으니 다른 의사분들이야 말을 해서 무엇하겠습니까?

그러나 고령자의 '때를 놓친 암' 관련 사례가 다섯 건, 열 건으로 점점 늘어나는 동안 저절로 알게 된 사실이 있습니다. 처음 암을 발견할 당시에 통증이 없으면, 그 후 아무런 조치 없이 내버려두어도 통증이 없다는 사실입니다. 통증이 있다면 암은 더 빨리 발견되었을 것입니다. 하지만 암의 경우, 통증을 계기로 병원을 찾는 사례는 생각과 달리 아주 드물었습니다.

〈표2〉는 2003년부터 2010년까지 8년 동안 제가 몸을 담고 있는 노인요양원에서 암으로 사망한 사람의 숫자를 집계한 내용입니다.

〈표2〉 도와엔同和園에서 암으로 사망한 수(2003~2010년)

남성	24명		60대	70대	80대	90대
여성	28명	남성	0	7	11	6
합계	52명	여성	1	6	14	7

* 특별 요양원 정원 288명. 일반 요양원 정원 90명

■ 암으로 인한 사망 52명의 내역

❶ 위암……10명
❷ 간암……8명
❸ 폐암……6명
❹ 대장암……5명
❺ 유방암, 전이성 간암……각 3명
❻ 담낭암, 전립선암, 다발성 골수종, 췌장암, 충수암……각 2명
❼ 구강저암. 전이성 경부암. 전이성 뇌종양. 방광암, 후두암, 악성 중피종, 급성 백혈병
……각 1명

남녀별로 집계해 보면 75세 이상인 남자가 21명(87.5%), 여성이 25명(89.2%)이며 그중 마약성 진통제를 사용할 만큼 아팠던 사례는 한 건도 없었습니다. 사실 병원에서 임종을 맞은 사람들 역시 처음부터 아파서 입원한 것은 아닙니다. 앞에서 예로 들었던 증상 때문이거나 혹은 임종 때만이라도 병원에 모시고 싶다는 가족들의 염원으로 병원을 찾은 것입니다.

5년 전에 목에 혹이 생겨 병원을 찾은 99세 여성이 있었습니다. 검사 결과, 원인은 알 수 없고 '어딘가에서 전이된 암'이라는 진단이 나왔습니다. 그러나 워낙 고령이라 가족들도 치료를 원치 않았고 병원에서도 정밀검사를 권하지 않았습니다. 그 후 혹의 크기에 별다른 변화는 없었는데 숨지기 반년 전쯤부터 갑자기 커지기 시작했습니다. 그러나 해열 파스를 붙이면 통증이 금방 가라앉았습니다. 따라서 암 때문에 생기는 통증이라고는 볼 수 없으며 급속도로 혹이 커지는 바람에 피부가 당겨 아팠던 것입니다. 해열 파스 정도로 암의 통증이 가라앉으리라는 생각은 도저히 할 수 없기 때문입니다.

유방암을 발견한 지 4년 만에 사망한 91세 여성의 사례도 있습니다. 물론 유방암에 대해서는 아무런 손을 쓰지 않았습니다. 위 두 사람 모두 치료를 하지 않고 가족이 지켜보는 가운데 편안하게 세상을 떠났다는 점을 분명히 말씀드립니다.

또 하나, 암으로 인한 사망자에게는 급성으로 전이되는 경우가 있습니다. 전립선암으로 사망한 어느 83세 남성의 경우 노인요양원에 들어오기 전부터 뼈로 전이되었음을 알았습니다. 통증은 거의 없었지만 한 달에 한 번 항抗남성 호르몬 주사를 맞았습니다. 그는 사망 1시간 전까지 싱글싱글 웃다가 세상을 떠났습니다.

저 또한 의사이기 때문에 지금까지 만난 고령의 암 환자들에게 '완전한 방치'를 권한 적은 없습니다. 당사자가 고령인 데다 거의 치매 증상이 있다 보니 판단을 내리는 건 가족들의 몫이기 때문입니다. 가족들이 환자의 연세를 고려해 더 이상 고통을 안겨드리고 싶지 않다는 생각에 결단을 내린 것이므로 간섭하지 않았습니다. 덕분에 암을 방치한 경우, 어떠한 모습으로 죽어가는지 똑똑히 볼 수 있었고, 나아가 '완전히 방치'할 수만 있다면 죽기에는 암이 최고라는 확신을 더더욱 굳히게 된 것입니다. 이런 확신을 얻게 해준 노인요양원이야말로 저의 의사 경력에서 가장 고마운 시간임에 틀림이 없습니다. 저도 벌써 70을 훌쩍 넘겼으니 말입니다.

심리치료는
정신과 의사의 밥벌이다.

저처럼 심사가 비뚤어진 위인은 지진이나 홍수 같은 굵직굵직한 사건이 생길 때마다 여기저기서 심리치료를 운운하는 것이 몹시 거슬립니다. 피해자들의 마음을 위로하는 것이야 나쁘지 않지만, 정신과 의사들의 밥벌이를 위한 도구로 심리치료를 이용하다가 금세 잊어버리는 행사처럼 보이기 때문입니다.

사실 놀랍고 슬픈 일을 당하거나 가까운 이의 갑작스러운 부고를 접했을 때 고통스럽고 우울해지는 것은 인간의 너무도 정상적인 반응입니다. 그때는 차라리 당분간 가만히 내버려두는 것이 가장 좋은 배려라고 저는 생각합니다. 세월이 약이 된다는 말입니다. 고뇌란 스스로 고민하고 고심하면서 시간을 들여 극복해 나가는 것이지, 누군가가 대신해서 말끔히 해결해 줄 수 있는 것이 아니기 때문입니다. 인스턴트가 유행인 요즘, 심리치료 또한 인스턴트가 되는 것 같아 씁쓸한 마음입니다.

혼자서 충분히 아파하고, 그 아픔만큼 성숙할 수 있는 폭이 마련되기도 전에 너무도 쉽고 빠르게 '도우미'를 찾는 것 같아서 안타깝습니다. 육체도 정신도 충분히 아픈 과정을 겪어야 더 건강해진다는 점을 분명히 말씀드립니다.

사람이 각자의 인생을 살아가는 동안 오로지 기쁨과 즐거움만 누리게 되어 있다면 자연이 준비해 둔 생로병사의 비밀은 아무 소용이 없을 것입니다. 인생이란 기쁠 때는 기쁨에 반응하고 슬플 때는 슬픔에 충실히 반응함으로써, 조금씩 조금씩 성숙해 가는 과정입니다. 그렇기에 고뇌나 번민 역시 본인이 정면으로 마주하고 해결하는 것이 마땅합니다.

인간은 본래 나약한 동물입니다. 당연히 흔들릴 때가 있습니다. 물론 기댈 곳이 필요하겠지만, 버팀목은 어디까지나 본인 자신입니다. 처음부터 누군가에게 의지하는 마음으로 스스로 굳건히 서려 하지 않는다면 옆에서 억지로 안아 일으키려 한들 헛일이 되고 맙니다. 도박중독자에게 노름빚을 갚아주는 꼴이 됩니다.

요즘은 젊은이나 노인이나 병은 의사가 고쳐주기를 바랍니다. 고뇌 또한 하늘에서 산신령이 내려와 한 번에 공짜로 해결해 주길 바랍니다. 심지어 죽음을 앞둔 상황에서도 심리치료의 중요성을 강조합니다. 새로운 비즈니스가 탄생하게 되는데 결국 은행 잔고를 털리고 고뇌는 까닭없이 길어질 뿐입니다.

'죽고 사는 문제'는 스스로 마주하고 받아들여야 한다고 저는 단호하게 말씀드립니다. 누군가에게 털어놓으면 마음이 편해지는 그런 단순한 고민거리가 아니기 때문입니다. 누구에게나 죽을 때를 대비한 자기만의 훈련 과정이 필요합니다. 죽음을 준비하는 동안에는 다소 괴롭고 힘든 일이 생길 수 있습니다. 그러한 상황에 미리 대비하기 위한 것이 훈련의 목적입니다. 죽음도 예비해야 하고 훈련이 필요하고 저는 강조합니다.

저의 경우는 가족들 앞에서 될 수 있는 한 아프다거나 힘들다는 나약한 말은 입에 올리지 않는 것을 원칙으로 하고 있습니다. 한숨을 쉬거나 근심 어린 표정을 짓는 일도 삼가고 평소처럼 행동하려고 노력합니다. 육체적으로나 정신적으로 아플 때는 혼자서 제 방으로 숨어 들어가서 충분히 아파한 후에 밖으로 나오려고 노력합니다. 가족끼리 너무 냉정하지 않냐는 의견도 있습니다.

그러나 가까운 사이에도 예의는 필요한 법입니다. 보호자와 눈만 마주치면 아프고 힘들다며 칭얼거리는 노인들도 많습니다. 그런 분들은 대부분 구급차를 부르고 코에 호스를 꽂고 연명치료를 하기 십상입니다. 가족들로부터 금전적 육체적 희생을 뽑아낸 후에 결국 고통스럽게 세상을 이별하게 되는 모습을 저는 많이 봅니다.

태어나는 것生은 나의 의지가 아니지만 늙고老 병들고病 죽는 것死은 오로지 나만의 몫이니 스스로 받아들여야 합니다. 그리고 젊고 건강할 때부터 자신의 마지막 순간을 상상해 보고, 마음 자세를 가다듬는 훈련이야말로 자연스럽고도 건강한 죽음을 맞이할 수 있는 길입니다.

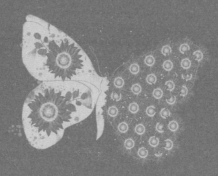

4장

죽음이 두려우면
삶도 두려워진다

돌이켜 보면 저도 일반병원에서 일하고 있었을 때 노인 환자에게 "수술을 받지 않으면 죽는다."라고 말했음을 고백합니다. 가끔 "죽어도 괜찮으니 수술받지 않겠다."라는 분들도 있었습니다. 그러면 저는 "무슨 말씀이냐, 수술을 받지 않으면 큰일난다."라고 협박조로 설득했었습니다. 지금 생각하면 얼굴이 화끈거리는 장면입니다. 저 또한 병원과 제약회사의 부속품처럼 그들의 논리를 전달했을 뿐입니다. 제 생각은 전혀 없었음을 솔직히 고백합니다.

병원에서
죽는다는 것에 대하여

제 경험으로 병원에서 간호하던 환자와 자택에서 간호하던 환자의 죽음은 완전히 달랐습니다.

자택 임종은 대부분 평온사(자연사)였습니다. 이 사실을 깨닫고 확신을 가지게 되기까지 수십 년이 걸렸습니다.

"그럼 구급차를 안 부르고 지켜보라는 건가요?"라고 묻는 분들이 대부분입니다. 물론 구급차를 안 부르는 경우는 별로 없다는 사실도 잘 알고 있습니다. 그러나 구급차를 부르지 않는 경우도 꽤 있습니다. 노인을 돌보면서 평소에 그런 각오를 해둔 경우가 여기에 해당이 됩니다. 제가 이 이야기를 꺼내는 이유는 구급치료 후 피 터지는(?) 연명치료로 이어지자 후회하며 눈물을 흘리는 가족들을 많이 봐왔기 때문입니다.

'어디서 죽고 싶은지' 또는 '어디서 간호받고 싶은지'는 매우 중요한 결정입니다. 그런데 그 중요한 결정을 타인에게 맡기는 사람들이 너무 많습니다. '죽음의 외주화'라는 말이 떠오릅니다. 전 재산을 남에게 맡기는 사람은 없습니다. 하물며 돈보다 100배 중요한 생명을 남에게 맡기고 있는 것이 우리 어리석은 인간입니다. 가족들도 방관자의 입장이 됩니다. 직접 관여하려 하지 않습니다.

위루술을 통해 위에 주입된 유동식은 식도에서 목까지 쉽게 역류합니다. 그래서 삼킴장애를 일으킵니다. 현재 일본에는 위루술로 영양을 공급받는 환자가 무려 60만 명이나 됩니다. 콧구멍으로 관을 통해서 위에 영양을 공급하는 경관영양법도 마찬가지입니다. 건강한 사람도 매일 조금씩은 삼킴장애를 일으킵니다. 수다를 떨면서 밥을 먹다가 사레가 들리는 것도 삼킴장애입니다. 식사 중이 아니더라도 침을 잘못 삼키는 경우가 있습니다. 그렇지만 죽지 않습니다. 기침을 하면 가래로 나오기 때문입니다. 그래서 오연성 폐렴을 예방하기 위해 기침을 유발하는 약을 먹이는 시설도 있을 정도입니다.

노인들은 대게 '팔팔 꼴까닥'(팔팔하게 살다가 자는 듯이 꼴까닥 죽자)을 입버릇처럼 얘기합니다. 그런데 골절을 입고 넘어져 침대에 눕더니 위루술을 하면서 오랫동안 시체처럼 목숨을 연명하는 광경을 저는 수도 없이 봤습니다. 일단 연명치료를 시작하면 누구도 중지할 수 없습니다. 심지어 가족의 부탁으로 연명치료를 중지한 의사가 살인죄로 체포된 사례도 있었습니다. 의사도 사람이다 보니 자신이 체포되는 불상사를 피하려면 연명치료를 중단할 수 없습니다. 환자의 연명치료가 더 이상 의미 없다는 판단이 들어도 현재의 시스템으로는 방법이 없다는 말입니다.

자택에서 가족들의 돌봄으로 사망하는 경우는 대부분 평온사 였습니다. '병원으로 갈 걸' 하고 후회하는 가족은 제 기억에는 거의 없었습니다. 또한 그렇게 돌봄을 마친 가족은 모두 표정이 평온했습니다. 그렇다면 환자가 원하지 않는데 왜 그렇게 적극적으로 연명치료를 하는 걸까요?

의사에게 죽음은 패배입니다. 하루라도 수명을 더 늘리는 것이 절대적 사명이기 때문입니다. 환자를 죽게 내버려두는 행위는 의사의 윤리에 반한다고 생각하는 의사가 대부분입니다. 걷지 못해서 휠체어를 끌고 병원에 온 환자를 입원시킨 후 ➡ 항암제를 투여하고 ➡ 쇠약해지면 호스로 수액을 공급하고 ➡ 배와 가슴에 물이 차면 그 물을 뺀 다음 다시 수액으로 채우고 ➡ 몸이 부어서 괴로워하면 의료용 마약으로 잠들게 하고 ➡ 사망하면 병원 부속 건물인 장례식장으로 옮기는 절차로 이어집니다. 이것이 현재 일본에서 가장 많이 볼 수 있는 죽음의 시스템입니다. 당신에게 묻겠습니다. 최근 10여 년 동안 이 시스템을 벗어난 죽음의 현장을 당신은 경험한 적이 있습니까?

돌이켜 보면 저도 일반병원에서 일하고 있었을 때 노인 환자에게 "수술을 받지 않으면 죽는다."라고 말했음을 고백합니다. 가끔 "죽어도 괜찮으니 수술받지 않겠다."라는 분들도 있었습니다. 그러면 저는 "무슨 말씀이냐, 수술을 받지 않으면 큰일난다."라고 협박조로 설득했었습니다. 지금 생각하면 얼굴이 화끈거리는 장면입니다. 저 또한 병원과 제약회사의 부속품처럼 그들의 논리를 전달했을 뿐입니다. 제 생각은 전혀 없었음을 솔직히 고백합니다.

삶을 마무리하는 장소로 자택이 선호되는 것은 두말할 필요도 없습니다. 그러나 각자 사정이 있는 법입니다. 가족에게 짐을 지우고 싶지 않다든지, 자택에는 그럴 만한 장소가 없다든지 하는 이유로 노인요양원에 들어갑니다. 요즘 노인들은 마무리를 요양원에서 맞이하고 싶어 하는 것이 현실입니다. 그러나 노인들의 의도와는 정반대의 현상이 나타납니다. 자택도 요양원도 아닌 병원에 입원하여 사망하는 경우가 압도적으로 많다는 말입니다.

2006년 '의료경제연구 가구 조사'에 의하면 본인이 원하는 죽음의 장소로 1위 요양원 50%, 2위 자택 30%, 3위 병원 10%였습니다. 그러나 실제 죽음을 맞이한 장소는 1위 병원 80%, 자택 13%, 요양원 7%였습니다. 결과를 분석하면, 모든 노인이 집이나 요양원에서 마무리(80%)하고 싶어 하지만, 대부분 병원의 차가운 침대에서 마무리(80%)한다는 말입니다. 그다음 병원의 부속 건물인 장례식장으로 옮기는 뻔한 절차를 받게 됩니다. 병원의 상업자본주의 시스템이 대단하다는 말 밖에 무어라 할 말이 없습니다.

가족뿐만 아니라 요양원의 직원도 마찬가지입니다. 병원에서 사망하면 마지막까지 손을 써 보았다고 말할 수 있기 때문입니다. 그러나 정말로 그럴까요? 병원으로 보내면 심리적으로 부담이 가벼워진다는 계산을 하는 것은 아닐까요? '하루라도 더 오래 살기'라는 일종의 강박관념이나 의무감 같은 것은 아닐까요? 그러나 그 본질은 결국 연명 지상주의라는 시스템입니다.

대부분의 의사는 자연사(또는 평온사)의 모습이 어떤 것인지 알 기회가 별로 없습니다. 저 자신도 병원에서 일했던 40년 가까이 자연사가 어떤 것인지 잘 알지 못했습니다. 노인요양원에 일하면서 비로소 알게 된 것입니다. 2004년 후생노동성의 보고에 따르면, 마지막을 맞이할 때 연명을 위한 조치는 필요 없다고 대답한 사람이 74%이며, 의사들은 그 비율이 더 높아서 무려 82%에 이른다고 합니다. 의사들이 그 처참한 실정을 더 잘 알기 때문입니다.

덴마크에서는 '집에서 죽고 싶다'라고 의사를 표현하는 노인은 대부분 그 소망을 이룹니다. 마지막 식사도 받아들이지 못하고 물도 마시지 못하게 되었을 때 일본이라면 병원으로 옮겨서 그 고통스러운 연명치료를 시작할 것입니다. 덴마크에서는 병원으로 옮기지도 않고 연명치료도 하지 않습니다. 나는 일본이 선진국(인권에 한정해서)이 되려면 아직 멀었다고 생각합니다.

'자기 죽음을
생각하는 모임'

'죽음이 두려우면 삶도 두려워진다'

이것이 우리 모임의 구호입니다. 이 책의 첫머리에 썼다시피 저는 16년이 넘게 '자기 죽음을 생각하는 모임'을 주관하고 있습니다.

누구에게나 단 한 번뿐인 인생, 마지막까지 정말 멋지고 훌륭하게 살아내기 위해서는 '죽음이라는 절대불변의 길'을 인식하고 있어야 한다는 생각에 1996년 4월에 발족한 모임입니다. 이 모임이 이렇게 오래 지속된 것은 당연히 저 혼자만의 힘이 아닙니다. 많은 회원의 협력과 호응이 있었고 무엇보다 죽음에 대한 깊은 공감이 바탕이 되었습니다. 털어놓고 얘기할 곳이 없을 뿐, 죽음에 관해 궁금한 점을 나누고 싶은 사람들이 아주 많다는 것을 나중에 깨닫게 되었습니다. 죽음을 준비하며 산다는 것은 '오늘'을 완벽하게 채워가며 산다는 의미이기도 합니다. 그래서 매년 정기 모임 때마다 '죽음이 두려우면 삶도 두려워진다'라고 외치곤 합니다.

사실 모임을 발족할 당시만 해도 '죽음을 전면에 내세우는 것'이 참으로 꺼림칙해서 주저하기도 했습니다. 떡하니 죽음을 간판으로 내걸다 보니 터무니없는 오해들도 많이 생겨났습니다. 이른바 죽는 방식을 생각하는 모임이냐, 자살연구회가 아니냐, 심지어 신흥종교단체가 아니냐, 라는 등의 갖가지 소문이 나돌았습니다. 모임 내부에서조차 죽음이라는 단어는 너무 직설적이니 '엔딩'과 같이 표현 하는 것이 좋지 않겠냐는 의견이 나오기도 했습니다. 그러나 그런 반응 자체가 죽음에 대한 두려움을 드러내는 것이라는 생각에, 저는 고집스레 '자기 죽음'이라는 타이틀을 고집스럽게 밀어붙였습니다.

입회비나 연회비 따위는 없습니다. 그때그때 참가비로 15,000원 정도의 금액을 내고 모였다가 해산하는 것이 전부였습니다. 생판 듣도 보도 못한 사람이 주관하는 모임인 데다가, 참가비가 노인에게 적지 않은 금액인 15,000원이어서 투덜거리는 사람도 있었습니다. 참가비는 대부분 음식과 장소대여료 등에 사용하고 있습니다. 어쨌든 참가비를 내고 멀리서 죽음을 준비하러 찾아온다는 것은 나름 '괴짜'나 '기인'일 거라는 생각도 있었습니다. 그렇게 일단 회원이 모였지만 이따금 '나는 이런 죽음에 관한 이야기를 들으러 온 게 아니다'라며 불평하는 사람도 있어 회원들끼리 옥신각신하는 상황이 벌어지기도 했습니다.

모임에서는 무엇을 말하든 자유입니다. 그러나 규정이 딱 하나 있는데, 어떠한 의견에도 노골적인 비판이나 반론은 하지 않는다는 것뿐입니다. 따라서 회원들은 평소에 의사와 병원에 대해 품었던 비판적인 생각들을 기탄없이 쏟아내기 시작했습니다. 덕분에 저는 의사와 병원에 대해 환자나 가족들이 갖고 있던 진정한 속내를 알게 되었습니다. 병원 안에만 있을 때는 절대 알 수 없는 많은 것들을 배울 수 있었습니다.

주제가 죽음인 만큼 1년 정도 지속되면 다행이겠지, 하며 내심 큰 기대는 하지 않았던 것도 사실입니다. 그런데 의외로 정기 모임만 180회를 넘기며 벌써 만 16년을 채웠습니다. 참가자도 늘 40~50명 수준을 꾸준히 유지했습니다. 회원들이 사는 곳 또한 전국 각지에 광범위하게 분포되어 있습니다. 죽음에 대해 실컷 얘기할 수 있다는 이유 하나만으로 이렇게 오랫동안 꾸준히 지속되고 있다는 사실이 저도 놀랍습니다.

의외였습니다. 죽음에 관해 거리낌 없이 이야기하고 싶어 하는 사람이 의외로 많았다는 말입니다. 한번은 우리 모임의 단골 참가자가 다른 모임에 가서 죽음에 얽힌 이야기를 꺼냈다고 했습니다. 그런데 그 모임 참가자들이 삽시간에 얼어붙은 적이 있다며, 왜 여기서 이야기할 때와는 다른지 궁금하다고 했습니다. 이처럼 '자기 죽음을 생각하는 모임'의 분위기는 죽음이라는 어두운 주제에도 불구하고 이상하다 싶을 만큼 밝았습니다. 회원들끼리 내린 결론에 의하면, 그것은 자칫 어두워지기 쉬운 죽음을 다루면서도 논의의 중점이 '죽는 방식'이 아니라 '죽기까지 사는 방식'에 있기 때문이라고 입을 모았습니다.

고백하지만 저는 인터넷을 잘 사용할 줄 모릅니다. 따라서 우리 모임에는 홈페이지가 없습니다. 게다가 저는 컴퓨터도 잘 다룰 줄 모르고 이메일 보내는 것도 서툽니다. 시대에 뒤떨어진다고 비웃음을 사기도 하지만 아직도 배울 생각은 별로 없습니다. 인터넷에서 꼭 필요한 정보를 찾아야 할 상황이면 이따금 놀러 오는 아이들에게 부탁합니다. 그래서인지 아직 큰 불편은 느끼지 못합니다. 그런 까닭에 모임이 전국구로 확대될 수는 없다는 사실을 저도 잘 알고 있습니다. 저는 그 '지역 모임'이라는 점이 훨씬 마음에 듭니다. 정말 필요한 사람은 멀리서 소문을 듣고 찾아올 것이고, 또 그 정도의 발품이 있어야 모임이 알차게 이루어질 수 있기 때문입니다.

생사일여生死一如라는 말이 있습니다. 삶과 죽음은 본디 하나라는 말입니다. 그런데 어리석은 우리 인간들은 마치 영원히 살 것처럼 하루하루를 보냅니다. 삶과 죽음을 별개의 것으로 생각합니다. 그 결과 온전히 누리고 채워야 할 소중한 '오늘'을 너무 소홀히 흘려보냅니다. 그렇게 '끝을 모른 채' 살다가 어느 날 가까운 사람이나 자신에게 죽음이라는 실체가 다가오는 순간 엄청난 두려움에 빠지고 맙니다. 그래서 생명을 조금이라도 더 연장하려고 병원을 찾고 온갖 의료 장치에 매달려 비참한 종말을 맞이합니다. 그러나 그때는 이미 늦습니다. 삶과 죽음을 존엄하게 마무리하려면, 지금부터라도 죽음을 예비해야 합니다.

미리 관에 들어가 보면
삶의 방향이 달라진다.

모임이 4년 차에 접어들던 무렵, 우리는 '4'를 행운의 숫자로 삼아 기념 이벤트를 열기로 했습니다. 다른 모임과 다른 우리만의 특별한 기획을 궁리하다가 '수의壽衣 패션쇼'와 '모의 장례식'이라는 기발한 아이디어가 탄생했습니다.

자기 죽음을 생각하는 일은 막연하고 추상적이기 쉽습니다. 그렇게 머릿속으로만 아무리 생각한들 큰 도움은 되지 않습니다. 그런 의미에서 스스로 관에 들어가 본다는 것은 행동을 구체화한다는 점에서 더할 나위 없이 좋은 기회가 될 수 있습니다. 더구나 관은 대여가 안 되기 때문에 개개인이 체험하기가 힘들다는 점에서 4주년 기념 이벤트로서는 안성맞춤이라는 결론에 도달했습니다. 그러나 모임 장소를 물색하는 일은 생각보다 쉽지 않았습니다.

"제단을 짜고 관을 두 개나 들여놨으면 합니다."
"예? 그, 그건 좀 곤란한데요."

가는 곳마다 보기 좋게 퇴짜 맞기 일쑤였습니다. 그러다 겨우 겨우 어느 장례 대행사의 임원진과 교섭한 결과, '모의 장례'는 괜찮겠지만 '수의 패션쇼'는 장난스럽다는 이유로 흐지부지되고 말았습니다. 결국 장례 대행사의 중재 덕에 시내 사찰의 허름한 시설을 빌릴 수 있었습니다.

모의 장례식이 시작되자 전국 각지에서 회원들이 달려오는 바람에 참가자가 무려 200명을 훌쩍 넘었습니다. 곧이어 칠을 하지 않은 담박淡泊한 관 주변으로 회원들이 모여들었습니다. 먼저 12명의 회원이 콧구멍을 솜으로 틀어막고 관으로 들어간 다음, 마지막 모습을 기념 촬영한 뒤 뚜껑을 덮었습니다. 그 순간 한마디로 표현하기 힘든 분위기가 생겨났습니다. 즐겁고 떠들썩한 듯하면서도 어딘가 숙연하고 엄숙한, 평소에는 느껴보기 어려운 묘한 감정이 흘렀습니다.

12명의 '관우棺友'들이 모의 장례를 마친 후, 당일 참가자들도 차례차례 입관 체험을 하기 시작했습니다. 개중에는 용의주도하게 수의를 지참한 사람이 있어 모두를 놀라게 하기도 했습니다. 그 참가자는 91세의 여성이었습니다. 그녀는 91세라는 나이답게 다른 누구보다 훨씬 더 관에 잘 적응했습니다. 그대로 못을 박아 실어 가도 본인 말고는 아무도 이의를 제기할 사람이 없을 정도로 자연스러웠습니다.

결국 관 뚜껑을 70~80회 여닫는 등, 행사를 도와준 장례 대행사 직원이 허리가 아프다며 비명을 지를 정도로 모의 장례식을 성공리에 끝마쳤습니다. 이날 행사의 구호는 다음과 같았습니다.

'당신도 관에 들어가 삶의 방향을 수정해 보지 않겠습니까?'

구급차를 타면
평온사를 할 수 없다.

모임이 16년 이상 지속되다 보니 별별 사건들이 참 많았습니다. 어느 날 정기 모임이 한창일 때 회원 한 사람이 갑자기 정신을 잃고 의자에서 굴러떨어지는 일이 벌어졌습니다. 앞서 모의 장례 때 가장 먼저 관에 들어갔던 12명의 회원 가운데 한 사람이었습니다. 구급차가 도착하고 구급대원들이 달려왔습니다. 몇 분 뒤 참가자는 의식을 되찾았는데 구급대원을 보더니 "난 괜찮으니 돌아가세요."라며 정중하게 거절했습니다. 잠시 구급대원과 그 회원 사이에 실랑이가 벌어졌고, 결국 구급차를 돌려보내는 것으로 상황은 끝이 났습니다.

그리고 두세 달 뒤 이런 일이 한 번 더 발행했습니다. 두 번째는 좀 더 심각했는데, 낮빛이 창백해지더니 숨이 멎은 것처럼 보이다가 천천히 원래 상태로 돌아왔습니다. 이때도 똑같이 구급차를 불렀지만, 이 고집 센 회원을 데려가는 데는 실패하고 말았습니다. 구급대원은 그제야 모임의 현장을 둘러보았습니다. 숨이 멎은 것처럼 보였던 노인 주위에서 몇몇이 둘러싸고 있었을 뿐, 회원들은 아무런 동요가 없었습니다. 난리가 난 것처럼 당황하고 왁자지껄한 모습을 예상했던 구급대원의 눈에는 무척 기이하게 비쳤을 것입니다.

"도대체 여긴 어떤 모임입니까?"
"자기 죽음을 생각하는 모임이죠."

구급대원은 '어쩐지 요상하더라'라는 표정을 짓고 "참 별난 모임도 다 있네."라고 중얼거리고는 고개를 절레절레 흔들며 돌아갔습니다. 이런 소동을 두어 번 목격한 뒤 회원들은 한 가지 중요한 사실을 알게 되었습니다. 즉, 구급차가 달려온다 해도 당사자가 완강히 거부하면 억지로 데려갈 수 없다는 사실을 실제 눈으로 확인하여 배운 것이 그것입니다.

사실 구급차에 몸을 싣는다는 것은, 연명 장치를 포함하여 가능한 모든 치료를 받겠다는 무언의 의사표시와도 같습니다. 따라서 구급차에 타더라도 그것을 각오한 뒤에 타야 합니다. 그리고 만일 당사자가 의식을 잃었더라도, 구급차가 도착했을 때 의식이 돌아와 의사표시가 가능하다면, 앞서 언급한 고집 센 회원의 경우처럼 거절해도 된다는 사실을 반드시 본인이 인지해야 합니다. 그때 그 일은 구급대원으로서도 꽤 보기 드문 사례였는지 주소며 성명 등을 꼬치꼬치 물었던 기억이 있습니다.

그러나 그 상황에서 본인의 의식이 돌아오지 않았다면 아마도 구급차에 태웠을 것이고 각종 연명치료로 이어졌을 것은 불을 보듯 뻔한 일입니다. 그것이 구급차의 시스템이고 현대 의료의 시스템이기 때문입니다. 우리는 이 시스템에서 한 치도 벗어나기 힘들다는 점을 분명히 말씀드립니다.

평소에 자기 수의를 마련하고 부고 내용까지 준비할 정도로 죽음에 대해 많은 훈련과 준비를 해온 사람이라도, 구급차의 경우 막상 상황이 닥치면 일이 복잡해집니다. 설령 구급차를 부르지 말아 달라고 했더라도, 의식이 없는 상태에서는 당사자의 의사표시가 불분명하게 들리므로 주위에서 구급차를 불렀을 것입니다. 만일 구급차를 부르지 않고 그 자리에서 숨이 끊어지는 일이 발생한다면 부검을 위해 경찰이 개입하게 된다는 점도 잊지 말기를 바랍니다.

가족 사이에 어떤 이야기가 오갔는지 명확하지 않고, 설령 죽기 전에 연명치료나 기타 의료에 대한 의향을 문서로 정리해 두었더라도, 유언으로 공증받지 않았다면 법적 효력이 없습니다. 그것을 게을리하여 갑작스럽게 사망하게 된다면, 괜한 의심을 사게 되고 '보호책임자 유기치사죄'를 추궁받을 수도 있다는 점 또한 말씀드립니다.

제 아버님은 앞을 못 보는
시각장애인이었습니다.

오래전 그러니까 큰아들 녀석이 고등학교 2학년일 때의 일입니다. 하루는 다짜고짜 오토바이를 사달라고 조르는 것이었습니다. "책임질 능력도 없는 녀석에게 그런 건 사줄 수 없다."라고 으름장을 놓자 한창 반항기에 있던 녀석은 '부모의 횡포'라며 대들기 시작했습니다. 저도 지지 않고 "내가 곧 우리 집의 법이다!"라며 폭군의 면모를 유감없이 발휘했습니다.

그러다 언쟁으로 번져 한참 옥신각신하다가 녀석을 다리후리기로 넘어뜨려 제압한 것까지는 좋았습니다. 그러나 아들놈은 예전의 꼬맹이가 아니었습니다. 그 큰 덩치를 붙잡고 엎치락뒤치락하는 바람에 제가 넘어졌고, 갑자기 심장이 터질 듯이 마구 뛰기 시작했습니다. 그제야 얼굴이 새파래진 아들 녀석이 "구급차!"라고 외쳤는데 바로 그 순간 저는 "구급차는 부르지 마!"라고 본능적으로 소리를 질렀습니다.

저는 예나 지금이나 구급차는 절대 부르지 않습니다. '구급차를 타지 않고, 병원에 입원하지 않고, 수술을 하지 않는다'라는 신조를 지키며 살고 있습니다. 제가 양팔로 가슴을 부여잡은 채 숨을 헐떡이고 있자니 옆에서 아내와 딸은 엉엉 울고, 아들 녀석은 당황하여 어쩔 줄을 몰라 하는 등, 그야말로 비극의 현장이 연출되고야 말았습니다. 그러나 제가 예상한 대로 30분쯤 지나자 천천히 안정을 되찾을 수 있었습니다.

어디까지나 상상이지만, 만약 그때 숨이 끊어졌더라면 당사자인 제가 구급차를 완강히 거부했다고 주장한들 증거는 없고, 가족들은 '보호책임자 유기치사죄'로 경찰의 수사를 받았을지도 모릅니다. 게다가 아들 녀석은 평생 '친부 살해'라는 엄청난 트라우마를 안고 살아야 했을지도 모르는 일입니다. 물론 부모로서 그런 상황을 연출한 행동에 대해 저의 경솔함을 탓해야 하지만, 사실 그때 저는 별 탈이 없을 거라는 확신이 있었습니다. 내 몸이 보내는 신호에 늘 귀를 기울이고 있었기 때문입니다. 아무튼 제 딴엔 어지간히 놀랐던지 아들 녀석은 그 일이 있은 뒤로 절대 제게 덤벼드는 일이 없었습니다.

심장이 마구 뛰는 그 순간 저의 뇌리를 스친 것은 제 아버지의 죽음이었습니다. 아버지는 제가 그때 아들 녀석과 같은 고2 때 급성심근경색으로 돌아가셨습니다. 돌아가시기까지 반년 동안 일주일에 한두 번꼴로 진땀을 흘리거나 식도가 뒤틀리는 격렬한 발작 등을 반복했습니다. 그런 발작에 시달리면서도 생업인 침술을 손에서 놓지 않으셨습니다. 내일은 일을 쉬시는 게 어떻겠느냐고 우리가 아무리 말려도 "오냐."라고 대답만 할 뿐 하루도 쉬지 않고 마지막 날까지 일을 계속하셨습니다.

그리고 어느날 잠자리에 들던 밤 9시경에 평소보다 심한 발작을 일으켰습니다. 아버지는 우리 눈앞에서 가슴을 쥐어뜯으며 괴로워하다 탈진하더니 순식간에 맥없이 쓰러져 돌아가시고 말았습니다. 불과 몇 분 사이에 벌어진 사태 앞에서 망연자실하여 눈물을 흘릴 새도 없는, 그야말로 허무한 임종이었습니다.

아버지는 돌아가실 때까지 반년 동안 심한 심장발작에 시달렸음에도 푸념조차 한번 없으셨습니다. 아프다는 소리도 없었고 자식들에게 동정을 살만한 어떤 말과 행동도 없으셨습니다. 그렇듯 강인한 정신력은 대체 어디에서 오는 것일까요? 아마 한 번 지옥을 겪어본 사람만이 가질 수 있는 강인함이 아닌가 짐작할 뿐입니다.

제 아버님은 앞을 못 보는 시각장애인이었습니다. 20세 때 사물이 이중으로 보이는 복시현상複視現象으로 어느 안과를 찾았다가,

의사가 극약을 안약으로 잘못 알고 내주는 바람에 양쪽 눈이 실명되는 아픔을 겪었습니다. 중도 실명자의 운명은 상상하기 어려운 고통이었던지 몇 번이나 자살을 생각했고 미수에 그친 적도 있었습니다. 세상의 차별을 겪으며 하루하루를 사셨습니다. 마침내 죽음이란 아무도 대신해 줄 수 없는 '개별적인 것'이며 절대적인 고독이라는 사실을 깨닫게 된 것입니다. 고독한 만큼 강인한 아버지셨습니다.

평소에 심근경색을 앓는 사람은 하나같이 언제 죽을지 모른다는 공포감에 살아갈 수밖에 없습니다. 아버님은 그런 공포감을 동반한 발작에 시달리면서도 당황하거나 허둥대지 않고 죽음을 자신에게 주어진 것으로 인정하며 사셨을 것입니다. '나 이외에 내 죽음을 받아들여 줄 사람은 없다'라는 깨달음으로 삶을 의연하게 받아들이며 하루하루 사셨을 것입니다.

생각하면 할수록 저에게 이런 마지막 모습을 보여주는 사람이 있다는 것은 대단한 축복이라는 것이 제 생각입니다. 저는 아버지의 사망을 '유산'으로 받아들였고, 이후로 평생 저의 인생관에 깊이 각인되어 있습니다. 그리고 이제 저 또한 아버지 못지않은 저의 유산을 아들에게 물려줄 것입니다. 오토바이 타령으로 엎치락뒤치락하다가 순식간에 맞이하는 그런 죽음이 아니라 한 인간의 숭고한 예식으로서의 죽음 말입니다.

생전 장례식으로
현재의 삶을 재구성하라.

정기 모임이 10년째 접어들던 해에 노인들에게 걱정스러운 뉴스들이 쏟아지기 시작했습니다.

노인들의 사망이 부쩍 늘면서 임종을 앞둔 노인을 수용하기 위한 '노인 병상 예산'을 삭감하기로 결정이 난 것입니다. 수용 비용과 거주비, 수도와 전기요금과 식비가 보험에서 제외되어 별도로 징수하는 일이 벌어졌습니다. 또한 부족한 간병인을 보충하기 위해 외국인을 도입한다는 결정도 났습니다. 이제 병실에 입원한 노인들은 병원이나 시설에서 죽는 것이 불가능한 시대가 된 것입니다. 어디서 누구에게 어떻게 간호받으며 죽을지, '죽는 방식'이나 '간호받는 방식'을 스스로 생각해 두어야 하는 시대가 된 것입니다.

이 시점에서 저는 '생전 장례식'에 대해 진지한 접근이 필요하다고 생각합니다. 일반적으로 생전 장례식은 그때까지 신세 진 사람들을 초대하여 감사를 드리고 작별을 고하는 '고별식'을 가리킵니다. 그러나 저는 생전 장례식을 좀 더 넓게 '새로운 인생을 꾸민다'라는 관점에서 보아야 한다고 생각합니다. 인생의 분수령에서 생명의 유한성을 생각하고, 그날이 오기까지 삶의 방향을 수정할 수 있기 때문입니다.

그렇다면 구체적으로 무엇을 해야 할까요? 지금까지의 인생을 돌아보는 것부터 시작해야 합니다. 사람은 누구나 자신의 과거를 돌아볼 때 지금의 나를 만든 몇몇 사건, 즉 '그 일이 있었기 때문에' 혹은 '그 사람을 만났기 때문에'라는 인생의 전환점이 몇 개 정도는 있기 마련입니다.

자기 삶에서 가장 의미 있는 사건들을 중심으로 인생을 재구성하고, 그것들을 노래나 춤, 짧은 연극, 영상으로 만들어 보면 됩니다. 그리고 친구와 가족을 초대해서 자신의 '압축판 인생'을 무대에 올린 뒤 파티를 열고 즐기자는 것입니다. 그렇게 하면 자신의 역사를 관객의 관점에서 객관적으로 구경할 수 있어서 좋습니다.

우리 모임은 실제로 이런 행사를 여러 번 열었습니다. 여성들은 대부분 '결혼이라는 사건'을 인생의 가장 큰 전환점으로 생각했습니다. 다른 남자와 결혼했더라면 또 다른 인생을 걸었을 것'이라는 반응이 많았습니다.

이와 같은 행사가 끝나고 나면 누구나 예외 없이, 지금까지의 인생도 그리 나쁘지만은 않았다고 고백했습니다. 또한 지금 소중한 것이 무엇인지, 또 앞으로 어떻게 살아갈 것인지 등등의 질문을 자신에게 하곤 합니다. 미처 해결하지 못한 일과 죽기 전에 반드시 해두어야 하는 일도 자연스럽게 떠오르게 마련입니다.

더 잘살기 위해
잘 죽는 법을 준비한다.

생전 장례식에서는 훗날 닥쳐올 각종 문제, 가령 간호나 연명 치료, 장례 방식뿐만 아니라 유언이나 가족에게 남기는 메시지도 구체적으로 따져보게 됩니다. 이것은 일본의 중장년층 사이에서 크게 유행하고 있는 엔딩노트(남기고 싶은 말이나 사진, 사후의 장례 방식 등 개인의 흔적을 기록하는 노트로서 같은 이름의 다큐멘터리 영화로 소개되어 큰 유행을 불러왔다)의 실사판이라고 할 수 있습니다.

유행이라고는 하지만 솔직히 엔딩노트를 사놓고 이렇다 할 기록 한 줄 쓰지 못한 채 그대로 썩히는 경우도 꽤 많습니다. 그것은 아마 어떻게 써야 할지 막막하기 때문일 것입니다. 자신의 흔적을 기록하려면 인생의 전환점이 되었던 사건들을 모으는 일부터 시작하는 것이 좋습니다. 그리고 그렇게 모은 사건들을 중심으로 지금까지의 인생을 연결해 보는 것이 핵심입니다.

노인요양원에서는 아무래도 엔딩노트를 볼 수 있는 기회가 비교적 많습니다. 저는 의사이기 때문에, 여러 사람의 노트 중에서도 특히 연명치료 항목을 눈여겨보는 편입니다. 대부분 유서 형식으로 기록된 내용들인데 어떤 노트에는 '생명을 쓸데없이 연장하기 위한 연명 장치는 모두 거부한다'라고 되어 있었습니다.

여기에서 '모두 거부'라는 말이 핵심입니다. 얼핏 보면 더 이상 설명이 필요 없는 강력한 의사표시인 것 같지만, 사실 의료 현장에서는 그다지 실용적이지 않은 것이 사실입니다. 의료 현장에서는 좀 더 구체적인 내용을 요구합니다. 게다가 '연명'이라는 의미를 해석하는 방식도 조금씩 다르기 때문입니다.

예를 들어 인공호흡기 장착은 연명치료로 보지만, 영양을 공급하는 경관영양법(튜브 급식)은 연명치료로 보지 않는 식입니다. 그러므로 '모두 거부'라는 말로 뭉뚱그려 표현할 것이 아니라 인공호흡기 거부, 경관영양법 거부, 인공투석 거부, 등 구체적인 의료 장치에 대해 개별적으로 의사표시를 해야 합니다.

아직도 연명치료의 개념을 제대로 이해하는 사람은 많지 않습니다. 노인들은 대부분 엔딩노트를 보이면 안심하고 떠날 수 있다는 듯, '존엄사를 위한 메시지'쯤으로 여기는 것이 사실입니다. 엔딩노트가 시중에서 판매되기 시작할 무렵부터 죽음에 관련된 각종 모임도 우후죽순으로 생겨났습니다. 그러나 유감스럽게도 유언이나 상속, 그리고 장례 절차 등 죽음 이후를 다루는 모임이 대다수이며, 본인의 '죽음을 맞이하기까지'를 다루는 모임은 그다지 많지 않습니다. 이것은 그만큼 엔딩노트에 대해, 그리고 죽음을 생각하는 인문학적 자세에 대해, 아직도 많은 사람이 오해하고 있다는 증거입니다.

죽음을 생각한다는 것은 단순히 '사후 처리' 문제를 정리해 둔다는 의미가 아닙니다. 엔딩노트를 쓰는 것 또한 '죽은 뒤'가 아니라 지금 '살아 있는 순간'에 대한 의미를 부여하는 것, 다시 말해 '더 잘 살기 위해 잘 죽는 법을 생각하는 것'이라고 말할 수 있습니다.

죽음을 생각하는 것은
삶을 점검하는 일이다.

부처님이 이미 2,500년 전에 깨달았듯이 죽음 또한 고苦(생각대로 되지 않는 상태)이므로 사람의 선택이 아니라 그때그때의 우연과 필연과 운명에 의해 결정이 난다고 봅니다.

예를 들어 저의 경우 '구급차를 부르지 않는다'라는 것이 신조라고 밝혔지만, 만약에 길을 가다가 졸도라도 하면 내 의지와는 상관없이 구급차에 실려 온갖 치료를 다 받다 비참하게 죽을 수도 있습니다. 그것도 그때의 운이니 어쩔 수 없다고 여기는 수밖에 없습니다. 그 누구도 언제 어떻게 죽게 될지 알 수 없고, 죽음의 방식 또한 소망대로 이루어지지 않을 수도 있습니다. 그렇다면 '자기 죽음'에 대해서 생각한다는 것은 과연 어떤 의미가 있을까요?

다시 한번 강조하지만 자기 죽음을 생각한다는 것은 '죽는 방식'이 아니라 죽기까지의 '사는 방식'을 생각하는 것입니다. 즉, 생명의 유한성을 자각하여 '오늘을 살아 가는 나의 방식을 점검하고 그때마다 방향을 수정해 나가자'라는 뜻입니다. 그렇게 자신의 삶을 충실히, 훌륭하게 살고 나면 다음과 같은 두 가지 결론을 내릴 수 있습니다.

— 첫째, 마지막 순간, '많은 일이 있었지만 그리 나쁜 인생은 아니었다'라고 말할 수 있다.
— 둘째, 더 이상 후회할 일도 없고, 가족과 친구와의 이별 앞에서도 감사할 수 있다.

그러나 자기 죽음에 대한 깨달음을 얻었다 해도 머릿속으로만 막연히 생각해서는 여전히 부족합니다. 여기에는 구체적인 행동이 뒤따라야 합니다.

자기 죽음을 준비하는
구체적인 행동 13가지

앞서 말했듯 엔딩노트를 쓰고 싶어도 방법을 모르거나 구체적인 항목을 놓치는 경우가 많습니다. 엔딩노트를 쓴다는 것은 자기 죽음을 준비하기 위한 구체적인 행동이자 실천법입니다. 엔딩노트 항목에 맞춰 미리 실천해 두어야 할 일에는 어떤 것이 있는지 소개합니다. 어디까지나 하나의 사례이므로 참고로 하시기를 바랍니다.

1. 영정사진을 찍는다.

2. 유언을 적는다.

3. 편지, 녹음, 녹화영상을 준비한다.

4. 시한부 6개월을 가정하고, 하고 싶은 일의 우선순위를 정한다.

5. 수의를 맞춘다.

6. 관을 구입하고 직접 들어가 본다.

7. 사전연명의료의향서를 완성한다.

8. 시신 및 장기 기증 절차를 밟는다.

9. 화장이나 매장 등 장례 방식에 맞게 준비한다.

10. 종교에 맞는 절차를 준비한다.

11. 인생의 전환점을 기념하여 생전 장례식을 연다.

12. 기회가 있을 때마다 가족이나 주변 사람들과 죽음에 관해 이야기를 나눈다.

13. 물건을 정리한다.

1. 영정사진을 찍는다.

장례식에 쓸 사진을 매년 1월마다 새로 찍는 노인이 있습니다. 올해는 어쩌면 저승사자가 나를 데리러 올지도 모른다, 그래서 매년 현재 모습을 담은 영정사진을 찍는다는 것입니다. 물론 이해는 됩니다. 그러나 영정사진은 딱히 최근 모습만을 고집할 필요는 없습니다. 마음에 드는 사진이 있다면 10~20년 전 사진이라도 좋습니다. 또한 증명사진처럼 경직된 사진일 필요는 없고, 활짝 웃고 있는 스냅사진이라도 나쁘지 않다는 것이 제 생각입니다.

2. 유언을 적는다.

유언은 의사표시의 존재를 명확히 하기 위해, 방식을 엄격히 제한하는 요식주의(유언에 신중을 기하여 타인에 의한 위조 및 변조를 방지하는 역할)를 취하고 있습니다. 그래서 법으로 정한 방식에 의하지 않으면 효력이 생기지 않는 것이 현실입니다. (한국에서는 현재 유언의 방식으로 ①자필증서, ②녹음, ③공정증서, ④비밀증서, ⑤구수증서 등 다섯 가지를 규정하고 있으므로 각각 특징을 알아둘 필요가 있다)

자필로 직접 쓰는 것(컴퓨터 출력은 안 된다)은 편해서 좋지만, 형식을 제대로 지키지 않으면 효력이 없을 수도 있고, 유족이 함부로 개봉하면 안 되며 사후에 가정법원에서 검인 절차를 밟아야 하는 등 일이 번거로워지고 분쟁의 소지가 있습니다. 그래서 비용이 들더라도 생전에 유언을 공증의 형태로 작성하는 것이 가장 좋다고 봅니다.(비밀증서도 검인이 필요하다)

특히 죽은 뒤에 사무처리 절차가 많고 복잡하므로 독신자는 반드시 유언장을 작성해 두어야 합니다. 자식이 없는 노부부의 경우, 사망한 배우자의 형제자매와 유산을 나눠야 합니다. 따라서 가진 집을 처분하지 않고서는 유산을 분배할 수 없게 되는데, 결국 홀로 남겨진 배우자의 살 집이 없어져 버리는 사태가 일어날 수도 있습니다.

또한 유산의 일부를 어딘가에 기부하고 싶다거나, 그동안 애써 준 며느리에게 고마운 마음을 담아 별도로 유산을 건네고 싶은 경우에도 유언으로 남겨두어야 합니다. 며느리는 남이며 상속권이 없으므로 아무리 열심히 보살펴도 유언에 쓰거나 양자로 삼지 않는 한 그 노고에 보답할 수가 없습니다. 간혹 병들고 늙은 부모를 돌보지 않고 내팽개친 방탕한 아들딸에게 유산을 남기고 싶지 않은 경우가 있습니다. 이런 경우 유류분(고인의 의사와 상관없이 법에 따라 유족들이 받을 수 있는 최소한의 유산 비율)의 포기를 강제해 두는 것도 미리 준비할 필요가 있습니다.

3. 편지, 녹음, 녹화영상을 준비한다.

가족이나 친구 앞으로 별도의 편지를 쓰거나 메시지를 녹음하고 녹화영상을 준비하는 것도 의미 있는 일입니다. 가령 2011년 4월에 유방암으로 사망한 70년대 3인조 그룹 캔디즈의 멤버 다나카 요시코田中好子는, 육성을 녹음한 테이프의 음성이 장례식장에서 흘러나오기도 했습니다. 주인공은 고인이지만 그것도 하나의 접대라고 할 수 있을 것입니다.

4. 시한부 6개월을 가정하고, 하고 싶은 일의 우선순위를 정한다.

영화〈버킷 리스트〉Bucket List에서처럼 하고 싶은 일, 해두어야 하는 일을 나열한 뒤 거기에 우선순위를 매기는 방식입니다. 순위를 매기고 끝나는 것이 아니라, 아직은 건강하므로 그것들을 하나하나 실행해 나가는 자세가 중요합니다. 이렇게 해두면 죽을 때가 되어 아쉽거나 후회하는 일 없이 마음 편히 눈을 감을 수 있습니다.

5. 수의를 맞춘다.

반드시 전통 복장에 얽매일 필요는 없으며 각자 마음에 드는 것이면 됩니다. 모임에서 '모의 장례식'을 했을 때는 미리 준비해 온 알록달록한 수의와 베레모를 쓰고 관에 들어간 참가자도 있었습니다. 그러나 저는 특별한 수의를 준비하느라 법석을 떠는 것보다는, 평소 즐겨 입던 평상복을 입겠다는 다짐을 가족들에게 해 두는 것이 더 의미 있다고 생각합니다.

6. 관을 구입하고 직접 들어가 본다.

제가 가장 권하고 싶은 것은 바로 '관에 직접 들어가 보는 것'입니다. 누구나 마지막에는 알몸에 얇은 옷 한 벌만 걸친 채, 뒤척이기도 힘들 만큼 비좁은 공간에 밀어 넣어지게 됩니다. 따라서 지위, 명예, 권력, 재산, 어느 것 하나 가져가지 못한다는 사실을 실감할 수 있을 것입니다.

이렇게 해보면 삶에 집착하는 마음이 줄어듭니다. 물론 아직 살아있기 때문에 집착이 완전히 사라지지는 않지만, 그 집착이 줄어들면 인생관에 변화가 생겨 신변 정리를 순조롭게 진행할 수 있습니다. 우선 관에 들어가 맨 처음 해야 할 일은 지금까지의 인생을 뒤돌아보는 것입니다. 그리고 앞으로 어떻게 살 것인지 생각해 보아야 할 것입니다.

가능하면 매일 밤 잠자리에 들기 전에 관에 들어가 보는 것이 가장 좋습니다. 그리고 '오늘 하루는 내일 죽어도 좋은 삶을 살았는가?'에 대해 생각하고 반성하시기를 부탁드립니다. 그러면 다음 날 아침부터 더 뜻깊은 하루를 살 수 있게 되는데, 이 일을 마지막 날까지 반복할 수 있다면 아름답고 평온한 '마지막 인생'이 될 것입니다.

저는 2009년, 70세를 기념하여 조립식 골판지 재질의 관을 구입했습니다. 요즘은 재료가 다양해 골판지라고 해도 절대 부실하지 않습니다. 강화 골판지이므로 나무판처럼 단단한 데다 접어서 케이스에 넣어 보관하면 공간도 거의 차지하지 않습니다. 흙으로 돌아가는 일에 무어 돈을 쓸 일이 있겠습니까?

7. 사전연명의료의향서를 완성한다.

'사전연명의료의향서'란 혼수상태나 의식 수준이 떨어졌을 때, 혹은 치매로 정상적인 판단이 불가능해졌을 때를 대비해 미리 써

두는 문서를 말합니다. 그 상황이 되면 어느 선까지 의료의 도움을 받고 싶은지, 아니면 받고 싶지 않은지, 또한 어디서 누구에게 어떠한 간호를 받고 싶은지, 더 나아가 장례며 묘지 따위에 관한 희망 사항을 적으면 됩니다. 특히 의료에 관한 사항이 중요한데, 그 점에 대해서는 뒤에 자세히 설명하겠습니다.

8. 시신 및 장기 기증 절차를 밟는다.

최근에는 시신 기증 희망자가 늘어나는 추세입니다. 그런데 한번은 제가 일하는 노인요양원에서 몇 년 전에 시신 기증 등록을 한 90대 여성이 사망하여 대학에 연락했더니 수술한 적이 있는지 없는지 꼬치꼬치 물어왔습니다. 그도 그럴 것이 자궁이든 위장이든 하나뿐인 장기가 사라지고 없으면 의대 실습생이 난감할 경우가 생길 것입니다. 그래서 완전체의 시신을 원했던 것이었습니다.

한편 일본에서는 최근, 장기 기증에 관한 법률이 개정되어 뇌사자의 경우처럼 당사자의 의사표시가 없더라도 가족이 승낙하면 장기를 제공할 수 있게 되었습니다. 그러나 생물체로서의 유통기한이 끝난 노인이 오랜 세월 사용하고 남은 장기를 젊은이에게 내어준다는 따위의 '거창한 야망'을 품지 않는 것이 좋다는 게 저의 의견입니다. 실제로 기증자가 본인이 암에 걸린 줄 모르고 사후에 장기를 기증했는데 기증받은 수혜자 여러 명이 암에 걸렸다는 사레보고도 있습니다. 흙으로 돌아가면 그뿐입니다.

참고로 일본에서는 장기 제공자에도 기준점이 있다는 점을 알려드립니다. 이 기준에 따르면 심장 또는 심장과 폐가 제공되는 경우는 50세 이하, 췌장 및 소장은 60세 이하, 폐 및 신장은 70세 이하, 간장에는 연령 제한이 없습니다.

9. 화장이나 매장 등 장례 방식에 맞게 준비한다.

우리의 장묘문화에는 일반적으로 매장埋葬, 화장火葬, 산골散骨 등 세 가지가 있습니다. 매장을 원한다면 개인 묘지나 공원묘지를 미리 구입해 놓는 것이 좋고, 화장하고 싶다면 항아리를 준비합니다. 도예가 취미인 사람은 마음을 담아 자신의 납골 항아리를 굽는 것도 좋은 방법입니다. 요즘에는 항아리가 녹아 없어지는 바이오 세라믹 재질의 납골 항아리도 있습니다. 산골(유골을 뿌리는 일)에도 절차가 있습니다. 산골을 희망한다면 사전에 알아보고 절차를 확실하게 밟아두어야 합니다. 산골을 금지하는 지방자치단체도 있기 때문입니다.

10. 종교에 맞는 절차를 준비한다.

종교가 있다면, 원하는 종교 절차에 따라 필요한 사항을 미리 준비합니다. 불교일 경우 계명은 불문에 들어간 표시이므로 본래 생전에 받아두어야 하는 것이 원칙입니다. 기독교의 경우 교회마다 장례를 전문으로 하는 집사執事 분들이 있으니 미리 상담을 해두는 것이 좋습니다.

11. 인생의 전환점을 기념하여 생전 장례식을 연다.

앞서 말씀드린 대로 작별의 의미를 넘어, 앞으로의 인생에 '새로운 삶'의 가치를 부여하는 의식으로서 생전 장례식을 열 것을 저는 강력하게 권합니다. 거창하게 하실 필요는 전혀 없습니다. 배우자나 가족끼리 단출하게 해도 충분합니다. 무엇이든 해보지 않고는 느낄 수 없습니다. 생전 장례식을 열고 난 후 삶의 태도가 180도 바꾸어 새 삶을 사신 노인들을 많이 보았습니다.

12. 평소에 친구나 가족들과 죽음에 관련된 이야기를 나눈다.

일반적으로 죽음에 관련된 이야기는 불길하다며 꺼리는 것이 현실입니다. 그러나 장기 기증이나 연명치료 등은 당사자의 의향을 가장 잘 아는 가족이 전면에 나서는 것이 현실입니다. 사전연명의료의향서를 제시하여 기탄없이 의견을 나누면 부모님도 기꺼이 참여하시게 됩니다. 매스컴으로 보도되는 유명인의 죽음이나 연속극 주인공의 죽음에 대해 솔직히 대화하는 등, 기회가 있을 때마다 서로 이야기 해두면 장례식장이나 장례식 후의 소동(?)을 미리 예방할 수 있습니다.

13. 물건을 정리한다.

자신에게는 보물이지만 가족에게는 잡동사니가 되는 경우가
대부분입니다. 가능하면 물건을 최소한으로 정리하는 것이 좋습니
다. 요즘은 다양한 정리 비법들이 등장하기도 합니다. 정리 함에 넣
어 1년 동안 전혀 손이 가지 않는 물건은 미리 처분해 버리는 것도
한 가지 방법입니다. 특히 앨범이나 일기장 따위는 과감히 처분하
도록 해야 합니다. 멀리 나는 새는 뒤를 어지럽히지 않습니다. 특
정인을 험담하는 내용 따위가 적힌 수첩 등은 과감히 없애야 합니
다. 그러나 저는 '최고의 정리 비법은 정리할 물건이 없는 것'이라
고 주장합니다. 그런 후 '물건을 사지 않는 것'이라고 주장합니다.
우리 요양원에서도 각종 잡동사니를 쌓아놓으시고 생활하시는 분
들이 있는데 그분들의 특징은 물건에 대한 집착처럼 '삶의 집착'이
지나치게 강한 분들입니다. 그렇게 물건에 묶여서 사시는 분들은,
대부분 병원에서 연명치료를 받고 고통스럽게 사망하는 경우가 많
았습니다.

의사표시가 불가능할 때를 위한
'사전연명의료의향서'

　앞서 말한 대로 사전연명의료의향서는 질병이나 사고 등으로 혼수상태 또는 식물인간 상태가 되거나 중증 치매로 정상적인 판단이 어려워지게 되면 어떤 의료서비스를 받고 싶은지, 아니면 받고 싶지 않은지 따위를 의식이 맑고 판단력이 정상일 때에 표명해 두는 문서입니다.

　아울러 사전연명의료의향서를 작성하기에 앞서 가족 또는 대리인이 될 지인도 동석하여 의료 장치 하나하나에 대해 의사로부터 자세한 설명을 듣고 내용을 충분히 이해해 둘 필요가 있습니다. 어쩌다 막판에 가서 먼 친척이 나타나 반대하고 결정을 뒤엎어버리는 경우가 있으므로 그 사람들도 사전에 참석시켜 합의해 두는 것이 이상적입니다.

인간은 또한 시시때때로 마음이 변할 수 있습니다. 그러니 상태가 바뀌면 그때그때 재검토가 필요합니다. 사전연명의료의향서는 몇 번을 다시 작성해도 상관없지만, 가장 최근 것이 유효합니다. 하지만 아직 사전연명의료의향서만으로는 법적 효력이 없으므로 안심할 수는 없습니다. 다음으로 사전 의료에 관한 항목에는 무엇이 있는지 자세히 알아보겠습니다.

사전 의료 항목

1. 심폐소생(심장 마사지, 전기충격, 기관 내 튜브 삽입 등)

2. 기관 절개

3. 인공호흡기

4. 강제 인공영양법(비강영양법, 위루술, 중심정맥영양법)

5. 수분 보급(말초정맥수액, 대량 피하주사)

6. 인공투석

7. 수혈

8. 강력한 항생제 사용

9. 기타

1. 심폐소생(심장 마사지, 전기충격, 기관 내 튜브 삽입 등)

심장이나 호흡이 멎게 되면 심폐소생술을 실시합니다. 이때 양

손으로 강하게 가슴 한가운데 주변을 압박하여 심장을 자극하기 때문에 갈비뼈가 골절될 수도 있다는 점을 알아둬야 합니다. 또한 심장이 가늘게 떨리는 상태(심실세동)에서 적절한 혈액을 내보내지 못하는 경우 이것을 개선할 목적으로 전기충격을 가하게 됩니다. 이때 호흡이 정지하면 입에서 입으로 폐에 공기를 넣거나 수동식 인공호흡기를 사용할 수도 있습니다. 혹은 기관 내에 튜브를 삽입하여 인공호흡기로 공기를 집어넣거나 인공호흡기에 연결하기도 합니다.

일단 심장이 멎거나 혈액을 내보내지 못하면 산소 부족으로 뇌의 신경세포가 망가지게 됩니다. 따라서 다시 심장이 움직인다 해도 뇌사나 식물인간 상태로 소생하게 되는 경우가 있습니다. 저는 일단 심장이 멎으면 원인이 어떻든 간에 수명이 다했다고 생각하기 때문에 자동제세동기AED 등은 가능하면 자제해야 한다고 생각합니다. 물에 빠진 아이들에게는 효과적일 수도 있겠지만 수명을 다한 노인의 경우에는 곰곰이 생각해 보아야 할 일입니다.

2. 기관 절개

가래가 많이 차서 질식할 것 같은 상황이나 뇌사에 빠졌을 때 목에 구멍을 뚫는 시술입니다.

3. 인공호흡기

호흡이 원활하지 않을 경우, 기계의 힘을 빌리게 됩니다.

4. 강제 인공영양(비강영양법, 위루술, 중심정맥영양법)

평소처럼 입으로 먹고 마실 수 없게 되었을 때 충분한 영양을 공급하기 위해 콧속으로 튜브를 삽입하는 것이 비강영양법이고, 배에 구멍을 뚫어 위에 튜브를 연결하는 것이 위루술이며, 목 혈관을 통해 심장 근처까지 튜브를 넣는 것이 중심정맥영양법입니다.

비강영양법의 경우 튜브를 삽입할 때의 고통과 24시간 꽂고 있어야 하는 불쾌감 때문에 환자는 어떡해서든 빼려고 하기 일쑤입니다. 그래서 손을 묶어놓게 되는데 이미 언급한 바와 같이 결박까지 해가며 공급해야 하는 영양이 대체 무엇인지 저는 의심이 듭니다. 4주 이내에 다시 입으로 먹을 수 있게 되리라 예상할 때는 비강영양법도 어쩔 수 없겠지만, 그렇지 않으면 위루술이 오히려 환자에게는 부담이 더 적다고 봅니다.

약물이나 음식물이 잘못 넘어가 오연성 폐렴을 반복하는 경우 이를 막고자 위루술이 권장되는데, 음식물이 잘못해서 기도로 넘어가는 경우보다는, 자는 동안 세균이 많은 타액이 기도로 떨어져 폐렴을 일으키는 일이 더 많은 것이 현실입니다. 따라서 반드시 폐렴을 막지 못하는 방법입니다.

5. 수분 보급(말초정맥수액, 대량 피하주사)

입으로 수분이 들어가지 않으면 탈수증상이 일어나기 때문에 팔다리 정맥에 수액주사를 놓게 됩니다. 그런데 나이가 들면 혈관이 약해져 바늘이 금세 빠지기 때문에 다시 꽂아야 하는 상황이 벌어집니다. 이 경우 복부의 피하지방이나 피부가 느슨해진 부분 중에서 몸을 조금 움직여도 바늘이 빠지지 않는 부위에 하루 500~1,000ml에 이르는 대량의 피하주사를 놓게 됩니다. 주사액이 떨어지는 속도를 한 시간에 100ml 이상으로 맞추면 통증을 느끼므로 되도록 천천히 떨어뜨립니다.

6. 인공투석

앞에서도 말씀드렸듯이, 인공투석ㅅㅗ透析이란 돌을 던지는 것이 아니라 투과할 투透 쪼갤 석析 한자를 쓰는데, 신장 기능에 이상이 생길 때 인위적인 방법으로 혈액 중의 노폐물을 제거하여 깨끗한 혈액으로 만드는 것을 말합니다.

최근에는 당뇨병이 합병증을 일으켜 신장에 영향을 주는 당뇨병성 신증糖尿病性腎症이 많습니다. 특히 중증 치매에 걸렸거나 장기간 병석에 누워 있는 경우에 큰 문제가 됩니다. 노폐물이 쌓여 있을 때가 차라리 편한데, 혈액을 씻어 노폐물을 줄이는 것이 더 괴롭다고 환자들은 한결같이 호소합니다. 몸속 환경이 단시간에 크게 달라지기 때문입니다. 쌓인 노폐물을 처리하기 위해 혈액을 씻어내는 힘든 작업을 죽을 때까지 반복하는 셈입니다.

지인 중에 투석이 끝난 뒤 반나절은 '말 한마디 하기도 힘들다'라는 사람이 있습니다. 가족을 부양해야 하기에 어쩔 수 없이 참아내고 있지만 그렇지 않다면 당장 그만두고 싶다는 것입니다. 몸속 환경이 단시간에 격변하므로 당연히 힘들고 괴로울 것입니다.

치매 환자의 경우 자기가 무슨 이유로 기계에 연결되어야 하는지 이해하지 못합니다. 게다가 난폭해질 때도 있어서 마취제라도 놓지 않으면 실시할 수가 없는 경우도 종종 발생합니다. 그렇게까지 하면서 인공투석을 해야 하는지 곰곰이 따져볼 필요가 있습니다.

우리 노인요양원에서 요독증으로 자연사한 사람이 몇 명 있었습니다. 모두 자연사 과정을 밟거나 일찌감치 사망하거나 둘 중 하나였습니다. 요독증이란 몸 안의 노폐물이 소변으로 빠져나오지 못하고 핏속에 들어가 중독을 일으키는 현상입니다. 심한 메스꺼움이 지속되어 괴로워하거나 간질 같은 발작이 일어난다고 의료 현장에서 말을 하지만, 고령자의 경우 그런 일은 일어나지 않았습니다. 의식 수준이 떨어져 쌔근쌔근 잠든 채로 임종을 맞이하거나 혹은 혈액 중에 칼륨이 쌓여(늘어나면 심장마비를 일으킨다) 일찌 감치 사망하거나 둘 중 하나였습니다. 이 두 가지 경우 어떤 예외도 없이 모두 평온했다는 사실을 고백합니다.

7. 수혈

죽음을 앞두고 피를 토하거나 소변에서 피가 섞여 나올 때가 있습니다. 그럴 때 수혈을 받을 것인가, 받지 말 것인가 하는 문제 가 생깁니다. 위나 장의 말기암 환자가 출혈을 일으킬 때는 지혈이 어렵다 보니 가망 없는 수혈을 되풀이하게 됩니다. 전체 혈액 가운 데 20~30%가 빠져나가 사망에 이를 때에도 뇌에서 행복 호르몬 인 모르핀이 분비되기 때문인지 평온하게 눈을 감게 됩니다.

8. 강력한 항생제 사용

입으로 삼키는 기능에 문제가 생겨서 오연성 폐렴을 일으킬 수도 있습니다. 앞에서 말씀드린 대로 여기에서 '오연'이란 '잘못 알고 삼킨다'라는 뜻입니다. 이런 일이 되풀이하는 경우 흔히 사용 하는 항생제로는 좋아지지 않기 때문에 매우 강력한 항생제를 써 야 하는 문제가 생깁니다. 또한 위루관을 설치한 노인의 경우, 그곳 으로 항생제를 주입하고 말 것인가 병원으로 이송해야 할 것인가 하는 문제가 생깁니다.

저는 항생제를 사용하지 않아도 고통 없이 편안하게 눈을 감을 수 있다고 주장합니다. 현대의학의 아버지라 불리는 영국의 의사 윌리엄 오슬러William Osler는 벌써 100년 전에 폐렴은 '노인의 친구'Pneumonia is an old man's friend라고 역설적으로 주장한 바 있습니다. 산소결핍 상태일 때 뇌 속의 모르핀 분비가 일어나고 탄산가스에 마취 작용이 있기 때문입니다.

요즘엔 환자 중심의 말기 간호Terminal Care(임종 케어 및 호스피스 케어)가 강조됩니다. 그러나 여기서 말하는 환자 중심에는 '환자가 중심인 경우'와 '환자를 중심으로 하는 경우' 두 종류가 있습니다. 일단 둘 다 환자가 중심에 위치한다는 것은 틀림없습니다. 다만 '환자가' 중심일 때는 환자의 의향을 존중해서 지원하지만, '환자를' 중심으로 하면 주변인(가족과 의사)이 '아무래도 이것이 환자에게 최선이 아닐까' 하고 멋대로 추측하는 것이 대부분입니다. 환자 본인의 만족이 아닌 가족이나 의사의 만족이란 있을 수 없는 일입니다. 가족의 경우 '효도를 다 하자'라는 마음이고 의사의 경우 '어쨌든 살려 보자'라는 마음이지만 정작 당사자는 비참한 고통이라는 말입니다. 도대체 누구를 위한 간호라는 말입니까?

간혹 노인요양원에 입소할 때 연명 장치 등에 관한 '사전연명의료의향서'를 당사자나 가족들에게 제시하여 서면으로 남기는 선진국형 요양원도 있습니다. 그러나 이미 당사자의 정신이 흐릿한 경우가 대부분이라 통상 가족들의 의향이 반영되는 것이 현실입니다.

'말기 간호'가 훌륭했다고 아무리 자화자찬한들 그것이 과연 누구에게 좋았는지 당사자가 대답하지 않는 이상 알 수 없는 일입니다. 사전연명의료의향서는 생의 마지막 시기에 불필요한 의료 조치를 줄이고 개인의 결정을 존중하기 위해 전 세계 선진국에서 실시하고 있습니다. 자기가 살아온 인생을 마감하는 방식을 스스로 결정하는 것은 인간이 마지막으로 누릴 수 있는 권리라고 저는 강조합니다.

〈표3〉 한국에서 사용하는 사전연명의료의향서의 예

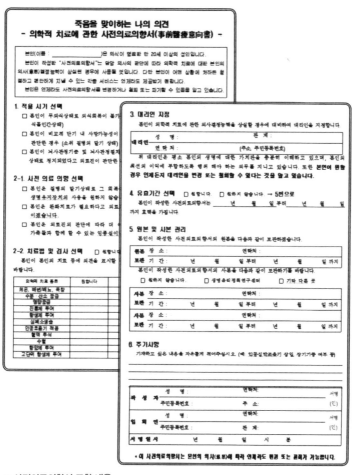

● 사전의료의향서 포함 내용
❶적용 시기 선택 ❷연명치료 및 사전 의료에 관한 의향 선택 ❸구체적인 치료 항목 선택(수분 및 영양 공급, 항암제 및 항암제 투여, 심폐소생술, 인공호흡기, 혈액투석, 수혈 등) ❹대리인 지정 ❺유효기간 선택 ❻원본 및 사본의 보관과 관리 ❼장기 및 시신 기증 의향 등 남기고 싶은 말❽작성자 기명날인

※ 한국의 각 지역에 위치한 사전연명의료의향서 작성 가능 기관은 〈국립연명의료관리기관 홈페이지–사전연명의료의향서–작성 가능 기관〉에서 확인할 수 있습니다.

스코트 니어링의
아름다운 100세 죽음

누가 저에게 '아름다운 죽음의 예'로 한 명을 꼽으라면 저는 아무 주저없이 스코트 니어링Scott Nearing(1883~1983)을 꼽습니다. 그의 죽음은 미국 버몬트 숲에서의 자연주의 삶만큼이나 인상적입니다.

1883년 8월 6일에 태어난 그는 98세에 인도에서 열린 국제 채식주의자 회의에 참석해 강연할 정도로 건강했습니다. 그러나 정정하던 그도 자연의 섭리를 거스를 수는 없었습니다. 생애 마지막 몇 달 동안 그는 침상에 평온하게 누워 지냈습니다. 그는 아내 헬렌에게 "내가 쓸모 있는 존재일 수 있는 한 계속 살고 싶소. 내가 당신을 위해 나무를 운반할 수조차 없다면, 나는 가는 게 나을 거야."

라고 말했습니다. 100세 생일 가까운 어느 날, 식탁에 앉은 그는 "나는 더 이상 먹지 않으려고 합니다."라고 선언했습니다. 그 뒤로 그는 딱딱한 음식을 먹지 않았으며 곡기를 자발적으로 끊었습니다.

아내는 사과와 오렌지와 포도처럼 삼킬 수 있는 것을 주스로 만들어 주었습니다. 얼마 뒤엔 그것마저 거부했습니다. 그는 일체 생명 연장에 필요한 음식 섭취를 마다하고 물만 조금씩 마셨습니다. 그는 정신이 맑은 상태로 죽음을 맞이했습니다. 몸에서 수분이 빠져나가면서 나날이 그의 몸은 수척해졌습니다. 아내 헬렌은 남편이 '단식으로 자기 몸을 벗고자 했다'라며 '그 죽음은 느리고 품위 있는 에너지의 고갈이고, 평화롭게 떠나는 방법이자, 스스로 원한 것'이라고 그녀의 자서전 〈아름다운 삶, 사랑 그리고 마무리〉에 적었습니다. 1983년 8월 24일 아침 그는 자신의 침상에서 평온하고 조용하게 100년 동안의 삶을 마감했습니다.

레오나르도 다빈치는 '잘 보낸 하루가 행복한 잠을 가져오듯이, 잘 보낸 삶은 행복한 죽음을 가져온다'라고 말했습니다. 비굴하게 삶의 시간을 구걸해서 연명하는 것이 아니라 '내 불꽃에 기름이 떨어진 뒤에 나를 살게 하지 마라'고 했습니다. 스코트 니어링은 자기가 죽어야 할 시간에 맞춰 곡기를 끊고 평온하고 조용하게 죽음을 맞았습니다. 아내 헬렌은 남편이 떠나는 모습을 아래와 같이 묘사하고 있습니다.

"천천히 천천히 그이는 자신에게서 떨어져 나가 점점 약하게 숨을 쉬더니, 나무의 마른 잎이 떨어지듯이 숨을 멈추고 자유로운 상태가 되었다. 나는 은총에 가득 찬 그이의 떠남에서 한 생명체가 자기 힘을 다 쓰고 자연스럽게 죽는 것을 목격했다. 사랑하는 나의 남편 스코트는 자신의 시간을 가졌고, 바라던 때에 갔다."

그것은 자연의 방식을 따르는 것일 뿐 특별한 일이 아닙니다. 우리는 병원 시스템에 갇혀 살면서 자연의 방식을 잊고 삽니다. 늙은 코끼리는 자신이 죽어야 할 때를 알고 무리에서 외톨이로 떨어져서 무리가 없는 멀고 깊은 숲속에 들어가 섭생을 중단하고 죽음을 맞습니다. 존엄하고 평화로운 죽음입니다. 여기에 제가 존경하는 스코트 니어링의 유언을 소개합니다.

마지막 죽을병이 오면 나는 죽음의 과정이
다음과 같이 자연스럽게 이루어지길 바란다.

첫째, 나는 병원이 아니고 집에 있기를 바란다. 나는 어떤 의사도 곁에 없기를 바란다. 의학은 삶에 대해 거의 아는 것이 없는 것처럼 보이며, 죽음에 대해서도 무지한 것처럼 보인다.

둘째, 그럴 수 있다면 나는 죽음이 다가왔을 무렵에 집이 아닌 열린 곳에 있기를 바란다. 어디 노지에서 나무 밑이라든가, 나는 단식을 하다 죽고 싶다. 그러므로 죽음이 다가오면 나는 음식을 끊고 할 수 있으면 마시는 것도 끊기를 바란다. 나는 죽음의 과정을 예민하게 느끼고 싶다. 그러므로 어떤 진정제, 진통제, 마취제도 필요 없다.

셋째, 나는 되도록 빠르고 조용하게 가고 싶다. 따라서 주사, 심장 충격, 강제 급식, 산소 주입, 또는 수혈을 바라지 않는다. 회한에 젖거나 슬픔에 잠길 필요는 없다. 오히려 자리를 함께할지 모르니 사람들은 마음과 행동의 조용함, 위엄, 이해, 기쁨과 평화로움을 갖추어서 죽음의 경험을 함께 나누기 바란다. 죽음은 방대한 경험의 영역이다. 나는 힘이 닿는 한 열심히 충만하게 살아왔으므로 기쁘게 희망에 차서 간다. 죽음은 옮겨 다니거나 깨어난다. 모든 삶의 다른 부분에서처럼 오는 경우는 환영해야 한다.

넷째, 어떤 장례 업체나 그 밖의 작업으로 시체를 다루는 사람의 조언을 받거나 불러들여서는 안 된다. 어떤 식으로든 이들이 내 몸을 처리하는 데 관여해서는 안 된다. 내가 죽은 뒤 되도록 빨리 내 친구들이 내 몸에 작업복을 입혀서 침낭 속에 넣은 다음 소나무 상자로 만든 보통의 나무 상자에 누이기를 바란다. 상자 안이나 위에도 어떤 장식도 치장도 해서는 안 된다. 그렇게 옷을 입힌 몸은 내가 요금을 내고 회원이 된 메인주State of Maine 5번 화장터로 보내어 조용히 화장되기를 바란다.

다섯째, 어떤 장례식도 열어서는 안 된다. 어떤 상황에서든 죽음과 재의 처분 사이에 어떤 식으로든 설교나 설교사나 목사, 그 밖의 직업 종교인이 주관해서는 안 된다. 화장이 끝난 뒤 되도록 빨리 나의 아내 헬렌 니어링, 만약 헬렌이 나보다 먼저 가거나 그렇게 할 수 없을 때는 누군가 다른 친구가 재를 거두어 바다가 바라보이는 우리 땅 나무 아래 뿌려 주기 바란다.

나는 이 맑은 의식으로 모든 요청을 하는 바이며

이러한 요청들이 내 뒤에 계속 살아가는

가장 가까운 사람들에게 존중되기를 바란다.

— **스코트 니어링**

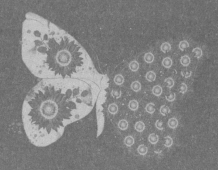

5장

건강에 대한 환상이
질병을 부른다

저는 지금 70세를 넘기게 될 때까지 많은 죽음을 옆에서 지켜보았습니다. 세상을 싸워서 이겨야 할 적으로 대하고 욕심을 부리며 사신 분들은, 대부분 온갖 장비를 칭칭 두르고 험하게 돌아가셨습니다. 떠나야 할 때를 깨우쳐서 욕심을 내려놓고 사신 분들은, 대부분 가족의 배웅을 받으며 낮잠을 자듯이 하얀 침대 위에서 세상과 이별하셨습니다. 앞에서 언급했던 스코트 니어링의 죽음과 티베트인의 죽음처럼 아름답고 평화로웠습니다. 자, 당신은 어디를 선택하시겠습니까?

마음만은 청춘?
여기에서 문제가 생긴다.

평균 수명 100세, 이른바 장수 시대라고들 하는데 마냥 좋아할 일만은 아닙니다. 몸이 힘들어도 좀처럼 죽지 못하고 비참하게 생명을 이어가는 허울뿐인 장수 노인도 있습니다. 겉으로는 부자처럼 보여도 빚에 눌려 힘들게 사는 부자도 있듯이, 장수 노인도 천차만별입니다.

저는 때가 된 노인들에게 '오름세 방식'을 버리고 '내림세 방식'으로 삶에 대한 발상의 전환이 필요하다고 말씀드리겠습니다. 삶의 희망을 버리라는 말이 아니라 집착을 버려야 한다는 뜻입니다. 이제 저도 70을 훌쩍 넘겼으니 이렇게 말할 자격이 생겼다고 여겨집니다.

모두 알다시피 토끼는 앞다리가 짧고 뒷다리가 길어서 비탈을 오르기는 쉬워도 내려가기는 어렵습니다. 인간에게도 '돌아갈 때'를 맞이하여 긴 뒷다리와 짧은 앞다리를 맞바꿀 수 있는 가치관의 전환이 필요합니다. 인생의 정점을 향해 줄기차게 오르던 기세를 끝까지 고집하다가는 삐끗해서 내리막길로 데굴데굴 굴러떨어질 수 있기 때문입니다.

나이 들어서 탈이 나는 것은 몸과 마음이 조화를 이루지 못한 탓이 큽니다. '마음만은 청춘'이라는 말이 있습니다. 저는 이 말을 그리 좋아하지 않습니다. 청춘과 같은 마음을 가지지 말라는 말이 아닙니다. 몸이 안 따라주는 데도 마음만이 마냥 젊어서 억지로 몸을 청춘에 맞추려 들지 않는지 반성해야 할 필요가 있습니다. 사실 심신의 안정을 위해서는 '마음에 몸'을 맞추는 것이 아니라 '몸에 마음'을 맞추는 것이 좋습니다.

인생에는 반환점이 분명히 존재합니다. 여성은 정확히 난자를 생산하지 못하게 된 폐경기가 반환점입니다. 그러나 남성의 경우는 확실치가 않습니다. 75세, 80세가 되어도 '나는 아직 여자를 안을 수 있어'라고 으스대며 비아그라를 찾는 노인들도 가끔 있으니 말입니다. 그러나 설령 그렇더라도 이미 정상적인 기준의 번식기는 지났다고 보는 것이 좋습니다. 따라서 남성도 여성과 비슷한 무렵이거나 늦어도 60 언저리를 반환점으로 보는 것이 타당하다고 생각합니다.

연어는 산란을 마치자마자 삶을 마칩니다. 백일홍도 100일씩이나 꽃을 피우지만 한해살이 식물입니다. 한해살이 식물들은 대부분 꽃을 피워 씨앗이 맺히면 서서히 말라 죽는 과정을 시작합니다. 지구상의 모든 생물체는 '번식을 마치면 서서히 죽는다'라는 것이 자연의 법칙입니다. 그런데 유독 인간만큼은 식량 및 위생의 개선, 그리고 의학의 발달 등이 맞물리면서 번식을 마치고 생물체로서의 유통기한이 끝난 뒤에도 몇십 년을 더 살게 되었습니다.

태어나는 것生은 자기의 의지로 할 수 없지만, '돌아갈 때'를 받아들이려면 싫어도 '노老병病사死'와 마주해야 합니다. 기본적으로는 '늙음'에 순응하고 '질병'은 함께하되 '죽음'에도 대항하지 말아야 합니다. 그리고 이때부터는 늙어가는 모습과 죽어가는 모습을 후손들에게 있는 그대로 보여주는 것이 중요합니다.

우리 요양원에 계신 어떤 노인분이 '눈에 병이 나고 보니 지금까지 볼 수 있었다는 게 신기하다'라고 말씀하시는 것을 들었습니다. 저는 그분이 히말라야 설산에서 도를 깨우친 도사보다 더 큰 깨달음을 얻은 선인仙人이라고 생각했습니다. 보이는 것, 들리는 것, 씹을 수 있는 것, 삼킬 수 있는 것, 앉을 수 있고 설 수 있는 것, 걸을 수 있는 것 등등의 모든 것이 실은 당연한 일이 아니라 엄청난 축복이요 선물입니다. 병이 났을 때 비로소 건강의 고마움을 알게 되고 불행이 닥쳤을 때 비로소 평범한 삶의 고마움을 느끼게 됩니다. 이것이 '돌아가는 삶'을 사는 자세일 것입니다.

의사에게 노인은
소중한 밥줄

"나이 들어도 건강하지 않으면 아무 소용이 없습니다. 그러니 늙을수록 더 건강해야 합니다."

언뜻 들으면 전혀 문제가 없는 말입니다. 그러나 이것은 노화에 대한 커다란 오해이며 일종의 협박과도 같다고 저는 주장합니다. 엔지니어들은 항상 단순한 기계는 잘 고장나지 않는다고 말합니다. 아무 문제 없이 오랫동안 순조롭게 작동하다가 중요한 부품이 고장나면 순간적으로 폐기해야 할 상태가 되어버립니다. 앞서 말씀드린 '팔팔 꼴까닥'도 단순하게 사는 사람에게 해당됩니다. 인간도 단순하게 사는 사람이 질병에도 강하고 오래 산다는 말입니다.

사람이든 동물이든 세상에 태어나 성장하고 번식한 뒤 세월이 흐르면 여기저기 탈이 나는 것이 자연의 섭리입니다. 노화란 지극히 자연스러운 과정입니다. 특별하지도 않고 이상하지도 않다는 말입니다. 그런데 늙어도 무조건 건강해야 한다고?

피부세포 안에서 노폐물을 제거하는 장치가 서서히 기능을 잃으면, 잔여물이 뭉쳐서 끈적끈적한 황갈색의 리포푸신Lipofuscin(지방갈색 색소)이 됩니다. 이것이 바로 피부에 나타나는 검버섯입니다. 리포푸신이 땀샘에 축적되면 땀샘이 제 기능을 못 합니다. 나이가 들면 더위에 빨리 지치는 것도 이 때문입니다.

눈은 이와 다른 이유로 나빠집니다. 수정체는 내구성이 엄청나게 강한 단백질 결정체로 되어 있습니다. 그러나 시간이 흐르면서 화학적인 변화가 일어나 탄력성이 감소합니다. 이 때문에 40세가 넘으면 대부분 원시(먼 곳은 잘 보이는데 가까운 곳이 잘 보이지 않는 현상)가 되는데 이 화학적인 변화로 인해 수정체가 점점 노랗게 됩니다. 백내장(노화 등으로 수정체가 하얗게 흐려지는 현상)이 아니더라도 건강한 60세의 망막에 도달하는 빛은 20세 때의 3분의 1에 불과합니다. 늙는다는 것은 곧 건강하지 않게 되는 것인데, 자꾸 이런 소리를 들으면 저는 마음 편치 않습니다. 몸이 불편한 것도 서러운데 마음마저 스트레스에 시달리는 꼴이 됩니다.

요즘 노인들은 젊음이라는 환상에 너무 연연합니다. 80이 넘은 노인 부부가 새빨간 양복과 새빨간 원피스를 입고 시장 거리를 팔짱끼고 '날 좀 봐주소'라는 듯 활보하기도 합니다. 10대 청소년처럼 브레이크 댄스를 하는 모습도 가끔 TV에서 봅니다. 사람들은 신기하다는 듯 박수를 치지만 저는 마음이 조금 착잡합니다. 저를 보수적인 영감이라고 손가락질해도 할 수 없습니다.

　나이를 인정하지 않고 무조건 젊어 보이려는 노인들이 많습니다. 그러다 보니 의사와 병원에 대해 과도란 기대를 하는 것이 현실입니다. 심지어 노화를 질병으로 간주하기까지 합니다. 노화가 질병이라면 이 세상 모든 노인이 환자인 셈인데, 어디 가당키나 한 말입니까?

　현재까지 알려진 인간 질병의 종류는 몇 개나 될까요? 독일 정부의 집계에 따르면 현재까지 3만여 종, 세계보건기구WHO가 관리하는 국제표준 질병코드 분류ICD-11에 따르면 5만 5,000여 종의 질병이 존재합니다. 자본주의는 끝없이 질병을 세세히 나누고 분화해서 성장하는 시스템입니다. 그러나 인간의 생명을 다루는 병원이 그 시스템에 가세해서 돈을 챙기는 행위는 참으로 안타깝습니다. 100년 전에 몇십 개 정도이던 질병의 숫자가 지금은 5만 개가 넘었습니다. 당뇨병의 종류만 해도 제1형 당뇨병, 제2형 당뇨병, 임신성 당뇨병… 끝도 없이 이어집니다.

제약회사와 병원은 약물이나 수술로 젊음을 되돌릴 수 있는 것처럼 포장하지만 그런다고 절대 노화를 거스를 수 없습니다. 오히려 부작용과 고통으로 남은 삶을 비참하게 만들기 일쑤입니다. 본인만 힘들면 그래도 상관없지만 결국 남아 있는 가족들에게까지 시간과 돈을 반강제로 강요하는 셈이 됩니다.

　　노인의 질병은 모두 노화가 원인이거나 노화와 관련이 있는 것들입니다. 그러니 새삼 의사를 찾아가 약물로 해결하려 한다 해도 절대 근본적으로 해결할 수 없다는 사실을 깨달아야 합니다. 낫고 싶은 일념으로 찾아간 병원에서 '나이 탓'이라는 쌀쌀맞은 소리를 듣는다면 선뜻 인정하기 어렵고 반감마저 들 것입니다. 병원이나 의사들도 노인들이 소중한 밥줄이므로 그 말이 목구멍까지 올라와도 꿀꺽 삼키게 되어 있습니다. 노화라는 단순한 원인인데도, 그리스어와 라틴어로 된 알쏭달쏭한 병명을 붙인 뒤 '최첨단의 의료시스템'에 기대면 어쩐지 해결될 듯한 기대를 하게 만듭니다.

　　이렇게 해서 노인들은 노화에 따른 자연스러운 증상을 부정하고 의사와 병원에 기대를 품게 되는데, 그들은 중요한 고객을 하나 더 얻는 셈입니다. 만일 세상의 모든 노인이 '나이 들면 다 이런 법이야'라고 깨닫기라도 하는 날엔 병원의 손실은 아마 어마어마할 될 것입니다. 명의니 대가니 하는 의사들도, 하지 말아야 할 것을 하지 않음으로써 환자에게 큰 도움이 될 수 있지만 후배 의사들에게는 잘 가르쳐주지는 않습니다. 자칫 의사로서 비굴해 보일 수 있기 때문입니다.

돌을 던지면 포물선을 그리며 떨어지게 마련입니다. 세상의 모든 생명체는 길고 짧은 포물선을 그리며 각자의 사이클을 마감하는 것이 자연의 법칙입니다. 나이가 들면 어딘가 안 좋은 것이 정상입니다. 늙는다는 것은 거스를 수 없는 이치임을 확실히 깨달아 젊음에 지나치게 집착하지 않는 것이 최고의 건강법이라는 것, 바로 그것이 수많은 노인의 죽음을 옆에서 지켜본 늙은 시골 의사의 결론입니다.

오줌을 마시는
어느 환자 이야기

늙는 것을 부끄러움으로 생각하는 노인들은, 젊음과 건강을 쫓으며 건강식품만 보면 눈빛부터 달라지기도 합니다. 요즘은 TV만 틀면 건강식품과 영양제 광고가 넘쳐납니다. 예를 들어 나이가 들면 이런 성분(콘드로이친·히알루론산·글루코사민·콜라겐 등)이 감소하니까 꼭 챙겨서 먹으라는 광고들입니다.

그러나 노인들의 경우, 영양제를 많이 먹더라도 몸에 흡수가 되지 않고 배설되는 경우가 대부분입니다. 몸의 능력이 떨어지기 때문에 어차피 효과를 기대하기란 어렵습니다. 제가 아무리 이런 말을 해도 영양제는 날개 돋친 듯 잘 팔리는 현실입니다. 노인요양원 입소자의 가족 중에도 그런 약을 들고 오는 사람들도 종종 있습니다. 심지어는 위루관을 꽂고 있는 부모님에게까지 글루코사민을 주입해달라고 부탁하는 분도 있었습니다.

물론 플라시보 효과Placebo Effect는 기대할 수 있습니다. 위약 효과僞藥效果라고도 불리는데 가짜를 진짜로 생각하고 섭취했을 때 환자의 병세가 호전되는 현상을 말합니다. 심리적으로 효과가 있다고 철석같이 믿어버리면 정말로 효과가 나타날 수도 있습니다. 이 점은 저도 크게 부정하지 않습니다.

그러나 이런 일도 '어느 정도'라는 것이 있습니다. 세상은 하루가 다르게 뛰어난 약효를 자랑한다는 새로운 물건들을 내놓습니다. 어제 것이 사라지고 새로운 것들이 계속 출현합니다. 끝이 없다는 말입니다. 심지어는 아침에 일어나 처음 나온 신선한 소변을 마시면 몸에 좋다는 소문까지 나돈 적이 있습니다. 이미 오래전 일이긴 해도 간사이關西 지방에 거주하는 어느 의사분이 본인의 오줌을 실제로 마시는 장면이 TV에 나온 적이 있었습니다.

당시 저는 일반병원에서 근무하고 있었습니다. 하루는 가벼운 고혈압에 당뇨 합병증이 있는 환자가 "해보니까 정말 좋더군요." 하고는 병실마다 돌아다니며 자진해서 홍보까지 할 정도였습니다. 당사자가 좋다는데 딱히 이의를 제기할 수도 없고 해서 저도 그냥 내버려둘 수밖에 없었습니다. 계속 강조하지만, 우리는 상식적으로 생각하는 습관을 갖고 있어야 합니다. 소변이란 무엇입니까? 소변이란 우리 몸이 필요로 하지 않아 몸 밖으로 버린 물질입니다.

우리 몸은 100조 개의 세포로 이루어져 있습니다. 이스라엘 와이즈만 연구소Weizmann Institute of Science의 연구진들은 우리가 살아 숨 쉬는 동안 인체의 세포들은 끊임없이 세대교체를 한다며 하루에 무려 3,300억 개의 세포가 죽고 그만큼의 새로운 세포가 만들어진다고 발표했습니다. 그러니까 음식물을 소화해서 나온 노폐물과 함께, 3,300억 개의 세포가 시체로 나와서 소변과 대변으로 배출된다는 뜻입니다. 사용한 후 버려지는 폐기물을 좋다고 마시는 일은 상식과도 떨어져 있고 자연의 법칙과도 한참 멀리 떨어져 있습니다.

그러나 곰곰이 생각해 보면 고작해야 한 컵 분량의 소변일 뿐이기도 합니다. 한 양동이를 마시는 것도 아니고 남의 것을 빼앗아 마시는 것도 아니어서 특별히 무슨 문제가 일어난 것도 아닙니다. 게다가 가만히 들어보니 그 자리에서 바로 마실 때도 있는가 하면 냉장고에 차게 보관했다가 마시기도 하고, 레몬을 띄우거나 우유를 타 마시는 등 여러 방법을 고안해 즐긴다는 것이었습니다. 병원에 근무하면서 수없이 많은 일들을 겪는 터라, 그 환자의 정신건강을 위해서라도 허허 웃고 마는 수밖에 없었습니다.

노인들은 몸에 좋다면 소변도 마다하지 않습니다. 건강을 위해서라면 뭐든지 할 각오할 되어 있습니다. 인생을 풍요롭게 살기 위

한 수단이어야 할 건강이 오히려 맹목적인 목표가 되었다는 점이
안타깝습니다. '삶'이 아닌 '건강'만을 추구하는 것이 과연 얼마나
의미가 있을까 회의가 듭니다.

건강검진으로
숨은 질병을 찾으면 회복될 수 있을까?

병원 산업은 늘 유행을 몰고 다니는 것이 특징입니다. 노인정부터 신문과 방송에 이르기까지 늘 새로운 학설과 신약과 효과적인 치료법 등에 대한 이야기로 시끌벅적합니다. 입에서 입으로 전해지고 그때마다 한 차례씩 회오리바람이 분 다음 그 유행이 끝나야 바람이 잠잠해집니다.

콜레스테롤도 대표적인 예라고 할 수 있습니다. 콜레스테롤을 낮추는 약을 판매하는 제약업자 입장에서 기준치 10mg/dL 정도만 내려도 연간 1,000억 원 단위로 돈을 더 벌 수 있습니다. 220이 아니라 240까지가 정상이라고 하면 일본의 고지혈증 환자는 1,000만 명 단위로 줄어듭니다.

콜레스테롤 수치는 낮을수록 좋은 것이 아닙니다. 암에 걸린 사람을 보면 대부분 콜레스테롤 수치가 낮습니다. 그러나 일본인의 경우 250 전후의 사람이 가장 오래 산다는 데이터도 있습니다. 콜레스테롤 수치가 높은 것은 몸이 그것을 요구하기 때문입니다. 높은 수치의 콜레스테롤이 아니면 몸의 균형을 유지할 수 없어서 몸이 그 수치를 높이는 것입니다. 우리 몸은 생명을 지키기 위해 항상 최고의 방법을 동원합니다. 우리는 우리 몸에 감사해야 합니다.

영양제도 마찬가지입니다. 비타민B 영양제가 다이어트에 효과적이라고 하면, 약국마다 비타민B를 찾는 손님들이 구름처럼 모여듭니다. 건강검진을 받은 사람 4명 가운데 1명이 대사증후군이라는 보도가 나오기라도 하면, 뱃살이 조금만 나와도 스스로 잠재적 환자가 되어 고민에 빠지기 시작합니다. 그렇게 되면 나이 70이 넘은 노인들도 대사증후군 검진을 받으러 병원으로 향하곤 합니다. 매스컴도 떠들고 택시와 버스의 광고판에서도 소리높여 외칩니다, 건강을 염려하는 노인들이 당해낼 수가 없습니다. 칼을 들고 위협하는 것도 아닌데 자진해서 돈을 내고 끌려갑니다.

계속 말씀드리지만 나이가 들면 어딘가 탈이 나는 것이 자연의 이치입니다. 그 엄연한 사실을 인정하지 않으면 문제가 복잡하게 꼬입니다. 당신이 매스컴의 손짓에 따라 무턱대고 건강 검진이나 정밀검사를 받아 가며 '숨은 질병 찾기'에 나선다면 절대로 비참한 과정을 피할 수 없습니다. 의사와 병원의 충성스러운 고객이 되어 끝도 없이 병원 문턱을 드나들게 된다는 말입니다.

검사 결과의 수치 하나가 잘못되면 큰일이 생길 수 있습니다. 가령 똑같은 혈액을 각기 다른 검사 시설에 의뢰했을 때, 서로 다른 측정 결과가 나올 수 있다는 말입니다. 검사 기기나 시약이 다른 탓도 있습니다. 같은 시설에서도 검사 기사가 바뀌면 측정값이 달라질 수 있는 것이 현실입니다.

또한 피를 뽑을 때 가느다란 혈관에서 억지로 잡아 빼게 되면 적혈구가 망가져(이것을 용혈이라고 한다) 측정 결과에 영향을 줍니다. 또한 격렬한 운동도 영향을 주는데, 중성지방 등은 15시간 이상 공복일 때가 아니면 정확도가 확 떨어질 수 있습니다. 검사 전에 주의 사항도 엄수를 해야 합니다. 어떤 사람은 의사가 밥을 먹지 말라고 하니까, 그 대신 '우유나 스포츠음료를 마시고 온다'라는 웃지 못할 이야기도 있습니다. 건강식품 또한 당연히 검사에 영향을 미칠 수 있습니다.

인간에게는 생체리듬이 있습니다. 예를 들어 키와 체온과 혈압 등은 낮과 밤, 아침 저녁으로 다릅니다. 몸무게도 월경 전후로 달라집니다. 이와 같이 우리 몸은 하루 중에도 다르고, 주 단위, 월 단위, 계절 단위로 변화하기 때문에 혈액 성분도 당연히 그 영향을 받습니다.

내친김에 정밀검사에 대해서도 짚고 넘어가겠습니다. 정밀검사란 과연 무엇을 위한 검사일까요? 사람들 대부분은 '자세히 검사하면 원인을 알 수 있으니 해결되겠지'라고 착각합니다. 그런 부푼 희망으로 첨단 설비를 갖춘 대학병원이나 대형 병원으로 향하는 사람들을 생각하면 그저 답답할 따름입니다. 아무리 질병에 대해 상세히 알게 된다고 한들 그것을 해결할 방법이 없으면 무슨 의미가 있을까요?

물론 현대의학은 원인을 모르면 손쓸 방도가 없는 것도 사실입니다. 그 때문에 그토록 원인, 원인, 하고 소리 높여 강조해왔던 것입니다. 그 결과, 자세히 조사하여 원인이 밝혀지면 해결될 거라는 오해를 낳았습니다. 그런 오해가 의사와 병원에 대한 지나친 기대와 맹신으로 이어지게 되었습니다. 옛날 어른들은 '신神 다음에 의사'라는 생각을 가졌다 하니, 말해 무엇하겠습니까?

그런데 질병의 원인이 허약한 체질이나 노화라면 어떨까요? 허약하게 태어난 체질도 어쩔 수 없고 노화 또한 자연의 법칙입니다. 체질도 노화도 인간이 거스를 수 없다는 말입니다. 거스를 수 없는 것인데, 정밀검사로 원인을 잡아낸 다음 치료 과정을 밟는다는 것 자체가 억지라는 것이 환자를 진심으로 생각하는 저의 결론입니다.

'이상 없음'은
정말 이상이 없는가?

검사에 따른 수치를 나타내는 데 있어 예전에는 '정상치'라고 표현했지만, 지금은 기준치 또는 기준범위라고 부릅니다. 여기서 기준치에는 건강한 사람의 95%가 포함되는 값으로 설정되어 있습니다. 즉 정상이라는 사람 중에서도 5%의 인원은 기준치에서 벗어난다는 뜻입니다. 반대로 기준치에서 벗어났다고 해서 당장 이상이 있고 말할 수 없다는 뜻도 됩니다. 게다가 이 기준치는 젊은 사람에게 해당하는 수치이기 때문에 노인에게 그대로 적용하는 것은 말도 되지 않는다고 저는 주장합니다. 혈압이 대표적입니다. 120/80mmHg으로 무슨 정답처럼 정해 놓으면 여기에 해당할 노인은 전 세계에서 몇 명이나 될까요?

검사 항목도 하나가 아니라 보통 여러 개로 이루어져 있습니다. 따라서 건강한 사람의 95%가 기준치라면, 이론적으로는 2개 항목 모두 기준범위에 들어갈 확률은 0.95의 제곱인 90.25%가 됩니다. 5개 항목이면 77.37%, 10개 항목이면 59.87%(건강한 사람 10명 중 4명 이상은 어느 항목인가 기준범위에서 벗어난다는 뜻), 30개 항목을 검사하면 21.4%가 됩니다. 그러니까 당신이 젊고 건강한 사람이더라도 30개 항목을 검사하면 모두 OK가 될 확률은 21%라는 말인데, 70 넘은 노인이야 말을 해서 무엇하겠습니까?

　2011년에 발표한 '2010년 정밀 종합검사' 대상자 약 300만 명의 집계 결과를 보면, '아무 이상 없음'은 역대 최저인 8.4%였습니다. 하지만 앞서 말한 내용을 생각하면 당연한 결과일 수밖에 없습니다. 아마도 이 300만 명 중에는 '이상 없음'이라는 보증을 받고 싶어 하는 노인도 섞여 있을 것입니다. 그러나 검사를 받기가 무섭게 "혈당치가 이상하네요?"라거나 "간 기능에 문제가 있군요."라고 지적당함으로써, 건강 노인에서 환자 노인의 대열에 오른 사람이 부지기수일 거라고 저는 짐작됩니다. 환자의 대열에 오르면 후속 과정이 어떻게 진행될 것인지는 당신도 예상할 수 있을 것입니다.

　건강검진이나 정밀검사의 슬로건은 '조기 발견, 조기 치료'입니다. 얼핏 들으면 이 말은 빨리 발견하여 손만 쓰면 모든 병이 완치된다는 착각을 불러일으키게 만듭니다. 대개 조기 발견이나 조기 치료의 경우 폐결핵에서 성공을 거둘 수는 있습니다. 그러나 애초에 완치가 안 되는 노인의 생활습관병에 적용하려는 것부터가 문제입니다. 그러나 건강검진 추진론자(정부·병원·의사·제약회사)들은 이렇게 말합니다.

"간혹 이상이 발견될까 두려워 검진을 꺼리는 경우가 있는데 당치 않은 일입니다. 건강검진이나 정밀검사는 자신의 적극적인 건강관리에 무척 효과적일 뿐만 아니라 조기발견을 통해 질병에서 벗어날 수 있습니다."

그러나 세상에는 몰라서 행복한 일도 있고, 공연히 알고 난 후 환자가 되어 어두운 인생을 보내야 하는 경우도 비일비재합니다. 특히 이미 오래전에 인생의 반환점을 돌아 평온한 여생을 살고 있는 노인이라면 신중에 신중을 기해 판단해야 할 일입니다.

또한 검사 결과 '이상 없음'으로 나온다고 하더라도 '이번 검사 범위에서는 이상이 없다'라고 쓰여 있을 것입니다. 당연한 말이지만 검사하지 않은 부분은 알 수 없으며, 내일 일은 어떻게 될지 함부로 말할 수 없다는 뜻입니다. 즉 검사의 유통기한은 '당일'이라는 말입니다. 그렇다면 도대체 왜 검사를 해야 한단 말입니까?

예전에는 마라톤에 출전하려면 의무적으로 건강진단서를 제

출해야 했는데 지금은 그 정도로 까다롭지 않습니다. 왜냐하면 확실하게 보증할 수 없어졌기 때문입니다. 다시 말해 안정적인 상황에서는 이상이 없다 하더라도 격렬한 운동을 했을 때는 어떻게 될지 예상할 수 없기 때문입니다.

실례로 2011년 8월 4일, 축구선수 마츠다 나오키松田直樹가 34세라는 젊은 나이에 심근경색을 일으켜 사망한 일이 있었습니다. 그런데 사전 건강검진에서는 이상이 없었던 것으로 알려졌습니다. 건강검진에서 이상이 없다고 나온 건강한 청년도 앞일을 모르는데 하물며 노인들은 말해 무엇하겠습니까?

저는 건강검진이나 정밀검사를 받음으로써 보다 건강한 인생을 보낸다거나 수명이 연장될 거라는 기대는 하지 않는 게 좋다고 주장합니다. 요컨대 건강검진이란, '환자 만들기'는 가능해도 '건강 만들기'에는 전혀 도움이 되지 않는 상황을 의사로서 수없이 지켜봐 왔기 때문입니다.

치료하려 입원했다가
망가져 돌아오는 사람들

'질병에는 안정이 최고'라는 것이 상식입니다. 그러나 노인의 경우 너무 안정을 취하면 2차 장애가 일어날 가능성도 있습니다. 이것을 '폐용증후군廢用症候群' 또는 '비사용증후군'이라고 부릅니다. 폐용廢用, 즉 사용하지 않으면 버려진다는 뜻입니다.

구체적으로는 뼈나 근육이 마르고 관절이 굳거나, 폐나 심장의 활동성이 떨어져 조금만 움직여도 심장이 두근거리고 숨이 차게 됩니다. 상황에 따라 정신활동 능력도 떨어져 치매가 오거나 치매가 더 악화하는 것이 현실입니다.

제가 경험한 어느 폐렴 환자의 경우, 병원에 입원해 치료한 후 다행히 폐렴은 나았지만 뜻하지 않던 치매가 왔던 일도 있었습니다. 또 골절상을 입은 노인은 치료한 후 뼈는 붙었는데 다른 질병이 생겨 몸져눕는 일이 벌어지기도 했습니다. 병원 측에서 '목적했던 치료'는 성공적으로 끝났으니 퇴원해도 된다고 하면, 가족들로서는 그저 어처구니가 없을 수밖에 없습니다. 치료 전보다 상태가 더 악화한 상황인데도 비용을 청구할 수 있는 곳이, 병원 말고 또 어디가 있겠습니까?

평균연령이 85~90세인 노인요양원의 입소자들 가운데, 요양원을 떠나 병원에 한 달씩 입원했다 돌아오는 경우가 있습니다. 그런데 오히려 팔다리의 움직임이 둔해지고, 잘 걷던 사람이 서는 것조차 힘들어지거나 하루 종일 멍하니 앉아 패기라고는 전혀 찾아볼 수 없게 되는 경우가 아주 흔합니다. '과연 같은 사람이 맞나?' 싶을 정도로 모습이 확 변해버리는 것이 일반적입니다. 요양원에서 한 달 남짓 공들여가며 원래 상태로 되돌리려 애쓰지만 회복하지 못하는 경우가 너무도 많아 안타깝습니다.

이런 실태를 잘 아는 가족 중에는 "설령 폐렴이어도 입으로 항생제를 복용할 수 있다면 그대로 좋으니 입원시키지 말아 달라."고 당부하는 사람도 있습니다. 또한 고관절(엉덩이뼈 관절)이 골절됐더라도, 부모님이 그다지 아픔을 못 느끼면 누워만 있어도 좋으니 병원에 입원시키지 말아 달라고 하는 가족도 있습니다. 지금 상태로는 누워 있거나 의자에 앉는 것까지는 가능해도, 만일 병원에 가서 입원한 후에 돌아오면 그나마 의자에 앉는 것조차 불가능해지지 않겠냐는 주장인데요. 수십 명의 의사보다 뛰어난 식견이라고 저는 감탄하곤 합니다. 제가 의사라는 사실이 부끄러워지는 사람들입니다.

치매가 아닌 다음에야 노인들 대부분은 환경이 바뀌어 입원해 있으면 갑자기 험악해지거나 큰 소리로 떠들고 난폭해질 수 있습니다. 그래서 치료가 우선인 병원에서는 환자의 안정을 이유로 진정제를 놓거나 팔다리를 묶어 대응할 수밖에 없습니다. 평소 '환자님'이라며 떠받들어 오던 병원이 그 '환자님'을 꽁꽁 묶어둔다는 건 좀 비극적입니다. 저 또한 환자님을 떠받들던 의사였지만, 노인의 진정한 행복을 바라는 의사로 변신한 후부터는, 나이가 들면 들수록 입원치료를 하지 말라고 강하게 주장하곤 합니다.

자칫 노인에게 '적당한 안정'은 '영원한 안녕'이 될 수도 있기 때문입니다.

사람은 살아온 모습과
똑같이 죽는다.

일찍이 부처님이 깨달았듯이 죽음은 인간의 뜻대로 되지 않습니다. 죽는 방식이나 시기 역시 미리 정해둔다고는 해도 마음대로 되지 않는다는 뜻입니다. 모든 것은 연緣, 운運, 시時에 달려 있습니다. 한마디로 '하늘에 맡기라'는 말입니다. 그렇다고 어차피 내 뜻대로 되는 인생이 아니니까 대충 살아도 된다는 뜻은 아닙니다.

인간은 번식을 마치면 바로 죽는 많은 생명체와 달리, 번식 후에도 수명을 연장해 오래 살아가는 존재입니다. 이것은 신(자연)이 내린 선물이자 축복입니다. 선물을 받았으니 그 나름의 사는 방식과 죽는 방식을 취해야만 하는 의무와 책임 또한 뒤따릅니다. 그런데 세간에 문제가 되는 안락사와 존엄사는 유독 죽음만을 강조한다는 의심을 지울 수 없습니다. 죽음보다 중요한 '죽기까지 사는 방식'은 간과하고 있다는 말입니다.

오늘은 어제의 연속이며 어제와 전혀 다른 오늘은 있을 수 없습니다. 지금까지 대충 살아온 사람이 죽을 때만 반짝 가치 있게 산다는 것은 거의 불가능합니다. 이제까지 조금만 몸 상태가 나빠도 약을 찾고 병원을 드나들며 유난을 떨던 사람이, 어느 날 갑자기 연명을 거부하겠다고 주장한다는 것은 앞뒤가 전혀 안 맞는 말입니다. 제 경험으로 보면 의사와 병원을 사랑(?)하던 사람이 연명치료를 거부하는 경우는 거의 없었습니다.

너무 아파서 진통제를 먹는 등, 증상 완화나 보조역할로서 병원을 접촉할 수는 있습니다. 그러나 젊음을 되돌릴 수도, 죽음을 막을 수도 없는 자연의 법칙이 엄연히 존재합니다. 앞으로 치료술이 얼마나 발달하든 노화와 죽음이라는 큰 틀은 바뀌지 않을 것입니다.

따라서 중요한 것은 언제나 '지금'입니다. 지금 내가 사는 방식, 지금 내 주변 사람들, 그리고 지금 내가 병원을 이용하는 방식 그대로 죽는 장면에 반영될 것입니다. 거꾸로 생각해 볼 수도 있습니다. 죽음이라는 확실한 명제로 인해 우리는 계속해서 지금의 삶을 더욱 충실하고 의미 있게 살 수 있는 것입니다. 만일 신이 인간을 '영원히 사는 존재'로 창조했다면 우리 인간들은 더 방탕했을 것이며, 아마도 그 방탕으로 인해 벌써 멸종했을지도 모릅니다. 인류가 벌써 멸종했다면 지금 이 책을 읽고 계신 당신도 태어나지 못했을 수도 있습니다. 이 얼마나 축복의 삶인지 숙연해집니다.

탄생은 내 의지와 상관없이 맞이하게 됩니다. 그러나 죽음만큼은 미리 준비할 수 있습니다. 언젠가 분명히 죽음의 순간이 온다는 건 사실이고 우리는 그 사실을 알고 있기 때문입니다. 제가 일반병원에서 목격한 대부분의 죽음은 때로는 '정리되지 않은 돈'이었고 '정리되지 않는 인간관계'였습니다. 그것들은 대체로 시끄럽고 혼란스러워서 고인의 죽음을 더욱 비참하고 소란스럽게 끝내는 경우가 대부분이었습니다. 그리고 제 눈에도 그것이 고인의 뒷모습으로 남아 있습니다.

저는 지금 70세를 넘기게 될 때까지 많은 죽음을 옆에서 지켜보았습니다. 세상을 싸워서 이겨야 할 적으로 대하고 욕심을 부리며 사신 분들은, 대부분 온갖 장비를 칭칭 두르고 험하게 돌아가셨습니다. 떠나야 할 때를 깨우쳐서 욕심을 내려놓고 사신 분들은, 대부분 가족의 배웅을 받으며 낮잠을 자듯이 하얀 침대 위에서 세상과 이별하셨습니다. 앞에서 언급했던 스코트 니어링의 죽음과 티베트인의 죽음처럼 아름답고 평화로웠습니다. 자, 당신은 어디를 선택하시겠습니까?

가서,
아름다웠다고 말하리라

— 강신원, 사이몬북스 대표

오래전 친구 아버님이 돌아가셨다는 소식을 듣고 장례식장에 갔었다. 70대 후반의 친구 아버님은 은퇴 후 어린이집 버스를 운전하실 정도로 건강하셨는데, 건강검진을 받으신 후 암 선고를 함께 받으셨다. 다행히 그 병원에 고교 동창이 의사로 있어서 상담했다. 의사 친구가 하는 말이 '연세가 있으셔서 위험한데 주위 사람들의 압력을 네가 견딜 수 있을지 모르겠다'라면서 솔직하게 말해주었다. 결국 '요즘 암은 별것 아니다'라는 친척들의 압력과 건강에 자신 있던 아버님의 강력한(?) 요구가 합해져 수술받았는데, 그 후 일주일 만에 알 수 없는 원인(?)으로 사망하시게 된 것이다.

세월이 한참 흐른 후 바로 그 친구에게서 또 연락이 왔다. 이

번엔 어머님이 돌아가셨다는 것이다. 강남 말죽거리에서 한복집을 하시던 어머님은 성격이 화통하신 여장부 스타일이었던 기억이 생생하다. 80대 후반의 어머님은 교회를 가던 중 발목이 삐끗해서 넘어졌는데, 구급차에 실려 대학병원에 가서 치료와 함께 각종 검사를 받은 후 암 판정을 함께 받았다. 남편(친구 아버님)과 똑같은 과정의 항암치료를 거쳐 얼마 후 결국 사망하셨다는 것이다.

그 장례식장에서 했던 친구의 말이 아직도 귀에 생생하다. "어머님은 아버님처럼 그런 식으로 절대 돌아가시지 않게 하려 했었는데…." 그러니까 구급차 탑승을 시작으로 병원 시스템 깊숙이 자진해서 들어가 장례식까지 초고속(?)으로 치른 셈이었다. 그 병원 장례식장에서 아주머니들이 나누던 대화를 우연히 듣게 되었는데 '그 병원(이름은 밝히지 않겠다)은 산 사람도 죽어서 나온다네'였다.

나름 '갑부'에 속하는 또 다른 친구 어머니께서 돌아가시는 과정 또한 하나의 희극이었다. 죽음이 가까워진 친구 어머님의 가족에게, 병원은 특수한 장비로 '심장 압박 치료'라는 것을 권했는데 1회에 500만 원이라는 것이다. 또한 어머님은 어느 종교단체의 지체 높으신(?) 분이었는데 사태가 심각하다는 사실을 눈치챈 교단의 간부가 찾아와, 그때 구두로 약속하셨던 기부금 5억에 대한 증서에 서명을 원했다는 것이다. 평온하고 엄숙해야 할 한 생명의 마지막 장면이, 병원도 뜯어가고 종교단체도 뜯어가는 아수라장이 연출되고야 말았다.

이제 나도 친구 부모님들이 세상을 하직하는 나이가 되었다. 내가 방문한 장례식장은 100%가 병원이었고 예외없이 병상에서 비슷한 과정을 겪다가 돌아가셨다. 그러나 나는 거의 30여 년을 꿋꿋이 병원 근처에도 가지 않고 있다. 병원 시스템에 들어가느니 차라리 적당히 아프면서 사는 것이 더 건강하다는 확신이 내게는 있다. 당연히 아직 단 한 번도 그 흔한 건강검진도 받지 않고 있다. (치과는 제외) 아주 가끔 감기도 걸리고 몸살을 앓기도 하는데, 자연치유력을 믿기 때문에 눕거나 쉬는 '빈둥빈둥 치유법'으로 거뜬하게 극복하고 있다. 전혀 문제가 없었고 앞으로도 없을 것이다. 또 문제가 생긴다 해도 무어 그리 걱정되겠는가.

병원과 의사를 믿지 않는 내게 친구들은 '건강보험료는 왜 내냐? 별난 놈이네, 그러다 큰일나면 어쩌려고?'하며 걱정의 말을 건네는데, 그때마다 '이 정도면 괜찮은 인생이었다'라고 속으로 웃음을 삼킬 뿐이다. 돌이켜 보면 나쁘지 않은 인생이었다. 돈은 없지만 빚도 없어서 남에게 손 벌릴 일도 없었다. 주목을 받지 못했지만 천대를 받고 살지도 않았다. 눈이 있어 앞을 볼 수 있었고 다리가 있어 산을 걸을 수 있었다. 중국소설 홍루몽紅樓夢에 인파출명 저파비 人怕出名猪怕肥라는 말이 나온다. 사람은 유명해지는 것을 두려워해야 하고, 돼지는 살찌는 것을 두려워해야 한다는 말이다. 나는 유명해서 시기를 받아 본 적도 없고, 살이 쪄서 헉헉거려 본 적도 없으니 무엇을 더 바랄 것인가.

이 책의 저자 나카무라 진이치, 스스로 죽음을 완성한 스코트 니어링, 자연에 몸을 돌려주는 티베트인들, 모두 내가 맞고 싶은 죽음을 보여주었다. 앞날을 장담할 수는 없겠지만 나 또한 병원에서 죽지 않을 것이고 장례식도 없을 것이고 묘지도 남기지 않을 것이다. 단풍잎이 떨어지듯이 소리도 없이 사라지고 싶다. 그 순간 만일 내게 한마디의 말이 허락된다면 천상병 시인의 시 귀천歸天의 한 구절을 남기고 싶다.

"나 하늘로 돌아가리라.

아름다운 이 세상 소풍 끝내는 날

가서, 아름다웠더라고 말하리라"

생전 장례식 초대장

내 인생의 고별 파티에 당신을 초대합니다.

이미 세상을 떠난 뒤

허무하게 이별하는 장례식을 원치 않습니다.

살아 있는 동안 사랑하는 이들을 만나고 웃으며 헤어지고 싶습니다.

한세상 당신 덕분에 행복했습니다.

(이 내용은 제가 주최하는 '자기 죽음을 생각하는 모임' 10주년 기념 이벤트로 치른 '합동 생전 장례식'에서 제가 직접 실시한 내용을 지면으로 옮긴 것입니다. 이를 바탕으로 당신의 인생을 정리하는 데 참고가 되기를 바랍니다.)

뇌에 손상이 있으면 설령 목숨을 건졌다 해도 심한 후유증이 남습니다. 최악의 경우 식물인간이 될 가능성
도 있습니다. 살려낸다고 다 좋은 것이 아닙니다. 연명치료는 '도박'과도 같고, 특히 머리를 절개하는 개두
술은 반드시 거부합니다. 만일 사전연명의료의향서를 미처 전달받기 전에 구급차에 실린다면, 현대의학으
로 가능한 연명치료는 뭐든 해도 좋다는 무언의 의사표시가 됩니다. 그러므로 절대 구급차는 부르지 말기
를 바랍니다.

제 인생에는
네 가지 큰 사건이 있었습니다.

　제가 지금 이 자리에서 이렇게 살아있다는 사실에 대해 곰곰이 생각해 봅니다. 생각할수록 신기합니다. 오늘의 '나'는 '과거 수없는 사건들의 총체적 조합'이 있었기에 가능했습니다.

　지나온 세월을 돌아보니 그리 나쁜 인생은 아니었다는 생각이 듭니다. 정말 여러 은혜를 입고 연을 맺으며 오늘까지 '살려져 왔다'라는 것을 새삼 깨달았습니다. 대학도 온전히 내 힘으로 마쳤다고 여겼으나 실은 부모님을 대신해 많은 분이 힘을 모아 학자금을 보태준 덕분이었다는 깨달음이 왔습니다.

　오늘의 제가 있기까지 네 가지 큰 사건이 있었습니다. 모두 제 인생이 전환점이 되는 사건들이었습니다. 이 글을 읽는 여러분도

'자신의 역사'를 정리해 보는 시간을 가져보기를 권합니다.

1. 피난민 할머니의 칭찬

저는 1940년, 나가노현長野県 젠코지善光寺 분지 남쪽에 있는 인구 수천의 추운 마을에서 태어났습니다. 산기슭에 있는 그 마을은 지금은 지쿠마시千曲市가 되었습니다.

중학교 시절 저는 마을에서 신동으로 불리긴 했습니다. 그러나 한 학년이 고작 51명에 불과했습니다. 그리고 예상대로 스무 살이 지나자 그저 그런 평범한 사람이 되었습니다. 지금은 지명도 사라진 시골 마을에서 자란 저에게, 도시에서 건너온 세련된 할머니와의 만남은 일생일대의 사건이었습니다.

때는 태평양전쟁 당시, 고베에서 태어나 거기서 쭉 살았던 어느 할머니가 우리 마을로 피난을 왔습니다. 저는 우연히 그 할머니로부터 평생 잊지 못할 한마디를 들었습니다.

"아가, 너 참 영특하구나."

그때까지 똑똑하단 소리는 들어봤어도 '영특하다'라는 말은 생전 처음이었습니다. 그것은 제게 우아한 외국어처럼 들렸습니다. 저는 기뻐서 어쩔 줄 몰랐습니다. 그 뒤로 저는 '영특하다'라는 말을 계속 듣고 싶어서 어른들의 일거수일투족에 주의를 기울이고, 오가는 대화에 귀를 쫑긋 세웠습니다. 틈만 나면 할머니에게 "그런 걸 증거라고 말하는 거죠?"라든지 "그건 혹시 재활이 아닐까요?"라는 등 뜻도 모르면서 똑똑해 보일 법한 단어를 끼워다 맞추곤 했습니다. 그럴 때마다 할머니는 "정말 영특하구나" 하며 머리를 쓰다듬어주셨습니다. 정말이지 하늘을 나는 기분이었습니다.

그때 저는 아직 초등학교도 들어가지 않은 나이여서 시계도 12시와 3시 정도밖에 구분하지 못했습니다. 그래서 3시가 되기 조금 전에 할머니를 찾아가 3시가 되는 순간 "할머니, 지금 3시네요?"라고 자랑스럽게 외쳤습니다. 그러면 할머니는 짐짓 감동한 듯 "오호, 시계까지 볼 줄 아니? 참 영특하구나"라고 말했습니다. 그런데 놀랍게도 할머니는 3시 5분이 되었을 때 "아가, 지금은 몇 시니?"라고는 절대 묻지 않으셨습니다. 해낸 일만 칭찬하고, 버거운 일로 상대를 시험해서 무안을 주는 법은 없었던 것입니다. 만일 그당시 한 번이라도 무안을 당했더라면 그 뒤의 제 인생이 어떻게 전개되었을지 알 수 없습니다.

학교라고는 문턱에도 가보지 않았던 저의 어머니는 '선생님 말씀 잘 들어야 한다'라는 말 외에는 별다른 잔소리가 없으셨습니다. 다만 어떤 경우라도 절대 아이를 나무라지 않는다는 남다른 교육 철학을 가지고 계셨던 것으로 기억합니다.

성적에 관심이 없으신 부모님이셨지만 그래도 수업 중에는 열심히 두뇌를 움직였습니다. 선생님은 이해력이 떨어지는 아이에게 초점을 맞춰 수업을 진행하셨기에 저는 이미 다 아는 내용일 때가 많았습니다. 그렇다고 해서 머리를 쉬는 일은 없었습니다.

예를 들어 산수 시간에는 연상력을 발휘해 그때까지 배운 국어며 사회, 그리고 다른 과목들을 머릿속으로 복습하곤 했습니다. 그러고도 시간이 남으면 선생님 말씀을 한문으로 바꿔보기도 했습니다. 그러다 보니 똑똑하다거나 머리가 좋다는 소리를 듣게 되었습니다.

그렇게 초등학교와 중학교 시절을 거치며 50분 수업 내내 머리를 움직였습니다. 그러나 공부다운 공부는 하지 못했습니다. 그 뒤 인문계 고등학교에 당당히 1등으로 입학하면서 담임선생님은 제가 도쿄대학에 입학하리라고 기대를 품었습니다. 그러나 반년 뒤에는 400명 가운데 30등 안팎을 맴돌면서 그 믿음을 보기 좋게 배신하고 말았습니다.

당시 나가노현은 전체가 한 학군이어서 어느 고등학교를 자유롭게 지원했습니다. 따라서 가까운 나가노시長野市로 가는 게 일반적이었는데 저는 거리는 조금 멀지만 통학 열차 시각이 빠른 우에다시上田市로 가게 되었습니다.

매일 아침 7시 21분 열차를 타야 하는데 매번 7시에 일어나다 보니 아침마다 소동이 벌어졌습니다. 세수하고 밥을 먹고 화장실에 들렀다 5분쯤 달려 열차에 뛰어오르는 곡예를 반년 동안이나 지속하는 바람에 위장이 완전히 망가져 버렸습니다. 만일 그때 6시 반에만 일어났더라면 재수를 하지 않았을 수도 있었고, 교토대학京都大이 아닌 도쿄대학東京大에 갈 수 있었지 않았을까 생각도 해봅니다.

2. 시각장애인 아버지의 죽음

제 아버지는 일찍이 양아들로 들어간 집에 친자식이 태어나면서 구박을 당하다 결국 참지 못하고 뛰쳐나왔습니다. 그리고 혈혈단신 도쿄로 향했습니다. 의사를 목표로 고학하던 중에 20세 때 사물이 이중으로 보여 안과를 찾았는데, 극약을 안약으로 잘못 알고 내주는 바람에 멀쩡하던 시력을 완전히 잃게 되셨습니다.

"앞만 볼 수 있었어도….'

분한 듯 중얼거리는 소리를 저는 어릴 적 아버지 무릎 위에 앉은 채 수도 없이 들으며 자랐습니다. 하지만 아버지로부터 '커서 의사가 되어라'라는 말 따위는 단 한 번도 들어보지 못했습니다. 아버지는 제가 고등학교 2학년 되던 해에 심근경색으로 돌아가셨습니다. 그러나 돌아가시기까지의 그 모습은 소중한 유산으로 남아 제 인생관에 막대한 영향을 주었습니다.

아버지의 죽음으로 인해 저는 그때까지 막연하게 꿈꿔온 의대 진학을 결심했습니다. 그리고 1960년, 마침 교토대학 입시 문제와 궁합이 맞아 가까스로 입학할 수 있었습니다. 그러나 집안에 학비를 대줄 사람이 없어서 처음부터 대학은 제힘으로 마치는 수밖에 없었습니다. 당연히 공부보다 생활이 우선이 되었습니다.

저는 출석 점수가 반영되지 않는 수업은 빼먹고 고학이라는 생활전선에 뛰어들었습니다. 당시 분교가 있던 우지宇治에서 교토의 본교를 매일 같이 드나들며 아르바이트 알선 담당자에게 얼굴 도장을 찍었습니다. 그러나 생판 뭐하던 놈인지도 모르는 신입생에게 가정교사 자리를 선뜻 소개해 주는 경우는 거의 없었습니다.

결국 집을 떠나오면서 받은 돈은 교재비로 절반이 날아가 버려 점점 가난해지기 시작했습니다. 당장 여름방학 때까지 3개월을 버티는 것이 걱정이었습니다. 저는 사찰의 가이드, 대청소 도우미 등을 하며 겨우겨우 생계를 이어나갔습니다.

당시 교토는 동네마다 대청소 날이 정해져 있어서 천장 안이며 마룻바닥 밑에 기어들어가 청소하는 학생 아르바이트가 많았습니다. 그때 다친 허리가 지금까지 척주관협착증으로 저를 괴롭히고 있습니다. 지금도 오른쪽 종아리가 저리고 아파서, 걷다 주저앉는 상황이 자주 일어나곤 합니다. 인생은 원인과 결과의 이중주라는 사실을 절실히 깨달으며 살고 있습니다.

그렇게 이것저것 가리지 않고 아르바이트를 했습니다. 그러나 학비를 대기도 빠듯했습니다. 대학 식당에서 밥 한 공기를 사고 나면 반찬 살 돈이 없어 테이블 위에 마련된 소스를 뜨거운 밥에 뿌려 먹거나 그것조차 힘들면 냉수만 마시는 날도 있었습니다. 대학에 들어가서야 난생처음 배고픔을 체험한 것입니다.

여름방학이면 고향에 돌아가는 대신 아르바이트에 전념해 다음 학기를 대비해야 했습니다. 가정교사 자리를 한 군데 소개받기도 했지만 그래도 1, 2학년 때는 하루 두 끼만 먹고 살아야 했습니다. 175cm 키에 몸무게는 55kg, 말 그대로 갈비뼈가 빨래판처럼 드러나 목욕탕에 가는 게 창피할 정도였습니다. 살이 좀 붙었다 싶다가도 대청소 아르바이트 한 번이면 1~1.5kg은 우습게 빠졌습니다.

지금에서 생각하면 용케 견뎠다 싶지만, 그 당시에는 구운 감자 한 알로 하루를 버텼다는 아버지의 고학 시절 이야기가 뇌리에 남아 있어서 그리 힘들게 느껴지지는 않았습니다.

3학년에 올라가기 직전에 가정교사 자리가 세 군데나 들어온 덕분에 생활은 점점 안정되기 시작했습니다. 본과에 들어가면 제대로 공부해야 한다는 생각에 하루 세 끼를 꼬박꼬박 챙겨 먹었고, 오전 8시부터 시작하는 강의에도 빠짐없이 출석했습니다. 그렇게 하자 1년 사이에 몸무게가 무려 14kg이 늘었습니다. 가정교사 자리 세 곳을 포함해 졸업할 때까지 일요일만 빼고 주 6일을 일했습니다.

만일 아버지가 살아계셔서 학비를 대주었더라면 과연 어떤 인생을 걷게 되었을지, 아니 어쩌면 의사가 되지 못했을 수도 있었다고 생각하니 그저 신기할 따름입니다.

3. 퀴즈왕이 되다.

1966년에 대학을 졸업한 뒤, 저는 인턴 과정을 1년 밟고 그대로 병원에 취직했습니다. 따라서 대학병원과는 연이 없는 셈입니다. 애당초 대학병원에 들어갔더라면 '생전 장례식' 같은 것은 꿈도 못 꿨을 것입니다.

그 뒤 1970년에 다른 병원으로 옮겼습니다. 애초에 현대의학의 매력에 빠져 지원했지만, 그때는 이미 질병의 중심이 완치가 없는 당뇨와 고혈압 등의 성인병으로 옮겨가고 있었습니다. 몇 년 동안 열심히 공부했지만 완치되지 않는 환자를 진료하는 동안 의사 일이 점점 재미가 없어지면서 곁길로 빠지게 되었습니다. 그 곁길이란 바로 '퀴즈의 세계'였습니다.

1972년 마이니치 TV의 〈업다운 퀴즈〉에 처음 출전해 우승한 이래로 1년에 한 번 정도 퀴즈 프로그램에 나갔는데, 우승을 거듭

하는 사이 변종 의사라는 점도 한몫하면서 전국의 퀴즈인들 사이에 이름이 알려지게 되었습니다.

그러나 서서히 기억력 감퇴를 실감하면서 1977년 후지 TV의 〈퀴즈 그랑프리〉의 '그랜드 챔피언 대회' 우승을 마지막으로 발을 빼고 말았습니다. 그 뒤로도 〈업다운 퀴즈〉 측에서 출제위원을 맡아 달라고 하여, 프로그램이 종영된 1985년까지 매주 15문항씩 할당량을 채우기도 했습니다.

퀴즈가 왜 인생의 전환점이 되었는가 하면, 그때까지 남 앞에서 이야기하는 것도, 문장을 쓰는 것도 아주 서툴렀기 때문입니다. 퀴즈를 풀기 위해서는 당시 '3종의 신기'라 불리던 국어사전이나 외래어 사전 등을 달달 외워야 했는데 그 덕분에 잡학 지식과 어휘가 무척 풍부해졌습니다.

이런 경험이 없었다면 병원장을 물려받는 일도 없었을 테고, 의사회며 병원협회 임원을 맡는 일도 없었을 것입니다. 하물며 책을 출판하고, 전국 규모로 팬이 생기는 일은 더더욱 꿈도 못 꿨을 것입니다.

4. 불교와의 인연

1984년 무렵, 저는 심장이 2.5초나 늦게 뛰는가 싶으면 돌변하여 두방망이질하는 것 같은 부정맥에 시달리기 시작했습니다. 자다가 숨이 막혀 벌떡 일어나는 등 발작을 일으키기도 했습니다.

그래도 24시간 상태를 기록하는 심전도 검사만 했을 뿐, 애초에 약이라는 이물질을 사용하려는 마음이 없었습니다. 당연히 의사이면서도 병원이나 약국을 찾는 일은 없었습니다.

그러나 살아가기 위해서는 무엇인가 전환점이 필요했습니다. 의학으로 안 된다면 종교에 매달린다는 심정으로 성경을 훑어보았으나 자신의 힘으로 살아왔다고 믿는 인간이 쉽사리 신을 믿게 될 리가 없었습니다. 기독교가 아니라면 불교인가 싶었지만, 공양이니 의식이니 하는 작태가 살아 있는 인간의 거처가 될 리 없다는 생각에 무척 회의적이었습니다.

그러나 몸이 안 좋았기에 나름 필사적이었습니다. 닥치는 대로 입문서를 읽어나가는 동안, 크나큰 오해를 하고 있다는 사실을 깨달았습니다. 불교는 이른바 살아가기 위한 지침을 설명하고 있다는 깨달음이 왔고 그것을 알고부터 불교에 푹 빠져들기 시작했습니다.

의료 현장을 지켜보노라면 완치할 수 없는 질병으로 고통받는 노인들이 너무 많았습니다. 그래서 그들이 조금이나마 마음 편히 살 수 있도록 도와주고 싶은 마음에 당시 교토 불교청년회와 협력해서 병원 법회 모임을 가졌습니다. 그랬더니 스님이 매달 병원 정문을 들어선다며 매스컴에서 크게 다루기도 했습니다. 급기야 불교와 의료를 잇는 선구자가 되어 전국적인 단체인 '불의전협'佛醫全協으로 발전하기에 이르렀습니다.

그 뒤 교토의 여러 사찰에 강사로 초빙되어 스님들과 깊은 인연을 맺게 되었습니다. 그리하여 불교의 고苦와 공空에 바탕을 둔 책 〈노년과 죽음을 피하지 마라〉, 〈행복한 임종〉 두 권을 출간하게 되었습니다.

대형 서점에서는 출간 뒤 한 달 정도까지 진열대에 쌓아놓고 책을 팔아주었습니다. 저는 즐겁다 못해 책을 사 가는 사람이 눈에 띌 때면 달려가 끌어안고 싶은 충동에 사로잡힐 정도였습니다. 이름도 없는 사람이 쓴 책을 기꺼이 사주는 게 그토록 고마울 수가 없었습니다. 정말이지 난생처음 경험하는 종류의 감동이었습니다. 결국 이것도 불교를 알게 된 덕분이라고 생각합니다.

그리고 죽음의 의미를 생각하는 모임이 없었다는 생각에, 이를 조금이라도 바로잡고 싶어 1996년 4월 '자기 죽음을 생각하는 모임'을 발족했습니다. 이러한 일이 가능했던 것도 사는 방식의 지침인 불교와 인연을 맺은 덕분이며 애초에 의학 공부만으로는 실행하기 어려웠던 일입니다.

60세가 되면서 저는 병원 이사장직을 내놓고 노인요양원 도와엔同和園에 몸담게 되었습니다. 이것도 불교가 가져다준 인연이라고 생각합니다. 원장과 이사장까지 했던 잘나가는 의사가 이름 모를 노인요양원의 일개 평의사로 간다는 소식에 많은 사람이 말렸습니다. 그러나 저의 고집불통을 꺾지는 못했습니다. 벌써 10년이 훌쩍 넘었습니다. 그러나 그때 저의 선택은 저의 말년을 행복하게 이끌어가고 있습니다. 도와엔의 도와同和란 고故 오니시 료우케이大西良慶 스님이 지어준 이름으로 '같이 화합한다'라는 의미로 불교에서 따온 이름이라고 하니, 이 또한 불교와 연관이 있는 셈입니다.

인생은 정말 생각지도 못한 방향으로 흐릅니다. 그러나 모든 사건은 하나의 연결 고리로 이어져 있으며, 그것이 오늘의 저를 있게 한 운명의 사건들입니다.

— 2012년 나카무라 진이치

엔딩노트

이제 나이가 들어서 눈이며 귀며 해마다 여기저기 안 좋은 곳이 늘어만 갑니다.

점점 끈기가 없어지고, 건망증이 심해지다 못해 아예 외우지를 못하게 되었습니다.

머지않아 이러한 증상은 다달이, 그리고 나날이 심해질 것입니다.

그 모든 것을 받아들이고 부자유스러움과 타협하며 살아가고,

그렇게 자연스럽게 죽어가는 모습을 주변 사람들에게 보임으로써

마지막 역할을 다하고 싶습니다.

사전의료 의향서
(연명치료의 거부 및 중단에 대하여)

나는 병원에서 죽는 것보다 자연사自然死를 선호하므로 의식이
없거나 정상적인 판단력을 잃었을 경우 다음에 기재된 사항대로
이행하기를 희망한다. (치매가 왔을 때는 완전 치매 직전에 단식으로 생
을 마감할 생각이지만 타이밍을 놓칠 경우도 고려해서)

- 될 수 있는 한 구급차는 부르지 말 것.
- 뇌에 손상이 올 것이 예상되더라도 머리를 절개하는 개두술開頭術
  을 거절할 것.
- 원인 여하를 불문하고 일단 심장이 멎으면 소생술은 실시하지 말
  것.

- 인공투석은 절대 하지 말 것.

- 입으로 섭취하는 일이 불가능해지면 수명이 다했다고 보고 경관 영양, 중심정맥영양, 말소정맥수액을 절대 실시하지 말 것.

- 불행히도 인공호흡기가 장착되었을 경우, 개선의 여지가 없으면 그 시점에서 제거해도 상관없음.

설명서

오늘날 연명치료 중지에 대한 본인의 의사표시가 문제가 됩니다. 의식이 또렷하고 의사표시를 할 수 있는 상태라면 문제가 없지만 그렇지 않을 경우를 대비해 사전의료에 대한 의향을 미리 밝혀둡니다.

저는 임종의 순간에 의료가 깊이 개입하는 방식이 아니라 어린 시절 보았던 노인들의 죽는 방식, 수백만 년 동안 지속되었던 조상들의 죽는 방식, 즉 '자연사'를 희망합니다. 치매에 걸리거나 1년 넘도록 자리보전하게 되면 우리 가정은 파탄이 나기 십상입니다. 타이밍을 잡기는 어렵겠지만 완전 치매에 들어가기 직전에 단식을 통해 자연스럽게 생을 마무리할 수 있습니다.

단식에 대한 구체적인 과정은 아래와 같습니다. '죽을 때'가 감지되면 무척 편안한 느낌이 든다는 사실을 저는 간접적으로 경험했습니다. 따라서 될 수 있는 한 몸속 신호에 민감해질 수 있도록 모든 상황을 자연에 맡긴 채 상황을 지켜보는 훈련을 쌓아야 합니다.

나카무라 진이치(필자)의 단식 과정

1. 7일 동안 오곡을 끊는다.

2. 7일 동안 목식(나무 열매, 즉 과일만 먹는 것)을 한다.

3. 7일 동안 물을 끊는다.

당신은 아마 금세 낯빛이 바뀌며 '의사라는 자가 자살을 권하다니 이게 말이나 된단 말이냐?' 하고 따져 물을 수도 있을 것입니다. 사실 자살이라 하면 단숨에 한 방으로 끝내는 성급한 방법이 대부분입니다. 이처럼 거의 한 달씩 걸려 죽음을 맞이하려면 상당히 강인한 정신력이 필요합니다. 그럴 수 있는 사람은 지극히 드물 것입니다. 그러나 앞에서 언급한 스코트 니어링의 경우를 보면 불가능한 일도 아닙니다.

한편 각각 7일로 잡은 데에는 이유가 있습니다. 노인요양원에서 지켜본 결과 한 방울의 물도 섭취하지 않고 사망하기까지 걸리는 기간이 보통 7~10일이라는 사실을 접목한 결과입니다. 연명치료에 관해서는 일괄적으로 뭉뚱그려 표현하면 소용없는 경우가 다반사입니다. 따라서 개별적으로 심폐소생, 인공호흡기, 인공투석,

인공영양 수액주사 등에 관해 항목별로 밝혀두는 것이 좋습니다.

제 심장은 이미 70년 넘게 뛰고 있습니다. 원인이 무엇이든 심장이 한번 멈춘다면, 그것으로도 충분합니다. 요즘 유행하는 자동제세동기AED 등은 민폐일 뿐입니다.

뇌에 손상이 있으면 설령 목숨을 건졌다 해도 심한 후유증이 남습니다. 최악의 경우 식물인간이 될 가능성도 있습니다. 살려낸다고 다 좋은 것이 아닙니다. 연명치료는 '도박'과도 같고, 특히 머리를 절개하는 개두술은 반드시 거부합니다. 만일 사전연명의료의향서를 미처 전달받기 전에 구급차에 실린다면 현대의학으로 가능한 연명치료는 뭐든 해도 좋다는 무언의 의사표시가 됩니다. 그러므로 절대 구급차는 부르지 말기를 바랍니다.

다만 주치의가 없는 상황에서 집에서 사망했을 경우 경찰이 개입하게 되는 것은 어쩔 수 없다 고 해도, 가족들이 '보호책임자 유기치사죄'로 조사를 받고 의혹을 살 수도 있습니다. 그와 같은 상황이 벌어지지 않도록 취지를 잘 이해해 주는 주치의를 미리 확보해 두어야 합니다. 어쨌든 의사의 역할은 사망 확인과 사망진단서를 발행하는 일 두 가지로 충분합니다.

— 2012년 나카무라 진이치

사후절차 의향서
(죽은 뒤에 바라는 점)

나는 나의 사후에 다음과 같이 실행할 것을 희망한다.

- 오래 쓴 장기이므로 누구에게도 제공하지 않는다.
- 장례식은 간소하게 가족끼리 치르고, 멀리 있는 사람에게는 연락하지 않아도 되며, 장례회관을 사용해도 좋다.
- 독경 및 사후 법명과 같은 것들은 필요 없다.
- 고별식은 생략하고 헌화와 부조금은 사양할 것.
- 사체는 완전히 화장하여 재로 만들거나 동결건조 분쇄하여 비료로 쓸 것.(만약 추억할 만한 것이 필요하다면 머리카락을 잘라 보관할 것)

• 추모 법회 및 묘비 참배는 사양한다.

설명서

70년 넘게 써온 저의 장기는 상대방에게 폐가 될 것이므로 누구에게도 제공하지는 않겠습니다. 장례식은 간소하게 치르므로 의리로 참석할 필요는 없습니다. 법명은 생전에 받아둔다는 데에 의미가 있으므로 필요 없습니다. 알아듣지도 못하는 독경 또한 필요 없습니다.

대자연이 모든 생물의 무덤이라는 점에서 될 수 있는 한 뼈의 원형도 알아볼 수 없게 완전히 재로 만들어주면 좋습니다. 그러나 오늘날 화장로라는 것이 뼈의 원형을 남기는 방향으로 발달한 관계로 아무리 온도를 올려도 재가 되지 않습니다. 따라서 뼈를 부숴 별도의 화로에서 태우기를 희망합니다.

또한 재를 뿌리는 산골散骨 등으로 번거롭게 하지 않기를 바랍니다. 스웨덴의 프리즈 드라이Freeze Dry(사체를 사후 10일 정도 섭씨 -196도의 액체질소에 담갔다가 동결 분쇄하여 비료로 만드는 방법)처럼 통째 비료로 만들거나, 영국 런던의 화장장처럼 사체를 삶아 유회 遺灰(뼛가루)로 만드는 방법도 있습니다. 비단으로 감싼 사체를 수산화 칼륨 등을 섞은 섭씨 150도의 물에서 2시간쯤 삶으면 하얀 '바이오 유회'가 되는데, 이러한 방법이 도입되면 저도 꼭 그렇게 하고 싫습니다.

만일 추억할 거리가 없어 곤란하다면 머리카락을 잘라두면 됩니다. 뼈는 고온에서 타기 때문에 DNA가 파괴되지만, 털을 보관해두면 개개인을 식별할 수 있습니다. 뼈가 필요 없으므로 당연히 묘비 참배도 사양합니다. 묘비 참배라 해도 실제로는 묘석을 깨끗이 씻고 꽃을 바칠 뿐, 고인의 뼈를 바라보는 것도 아니며 만져보는 것도 아닙니다. 그런 형식적인 묘비 참배는 필요 없습니다.

— 2012년 나카무라 진이치